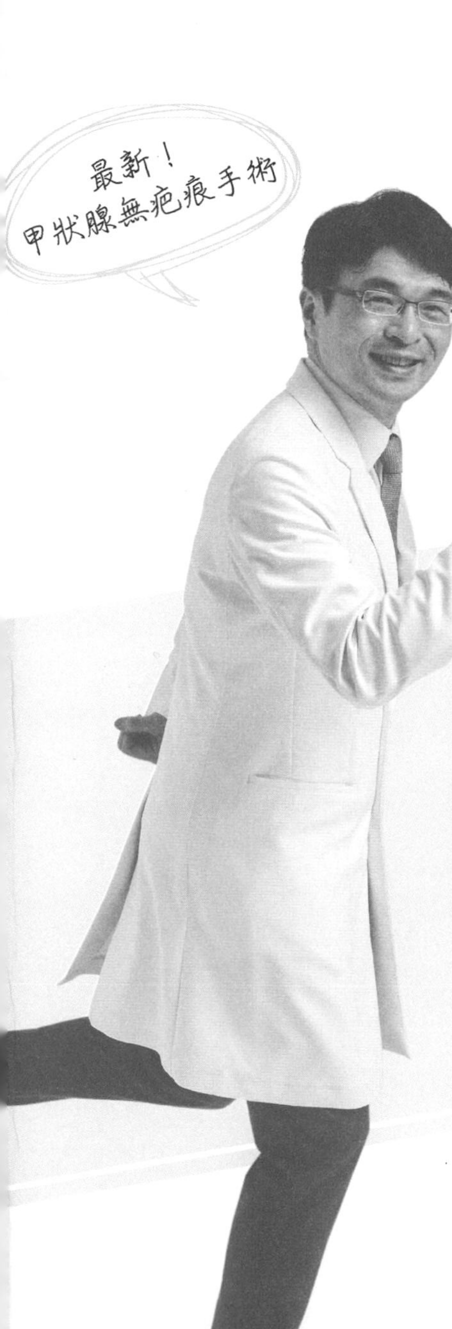

國內第一本

甲狀腺結節診治照護
完全解析Q&A！

鄭凱倫醫師
甲狀腺結節
健康大解密

中山醫學大學附設醫院醫學影像部主治醫師
師承世界首席大師．台灣甲狀腺結節權威醫師
鄭凱倫 ◎著

H2O原水文化

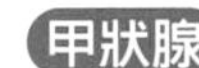

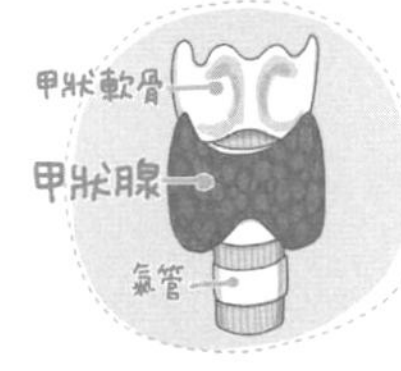

Part 1　不要輕忽**甲狀腺疾病**

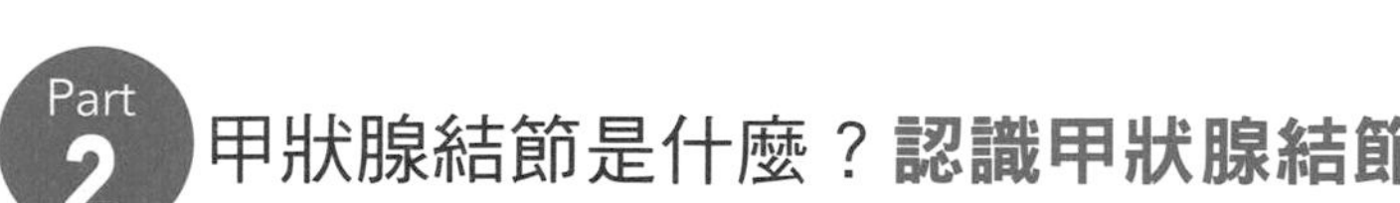

Part 2 甲狀腺結節是什麼？認識甲狀腺結節

Part 3 一次搞懂甲狀腺結節所有檢查！

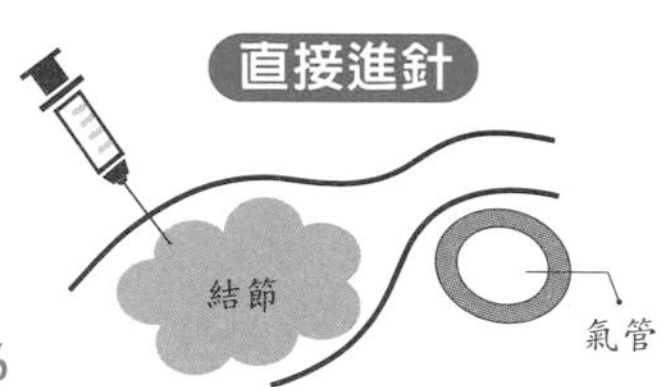

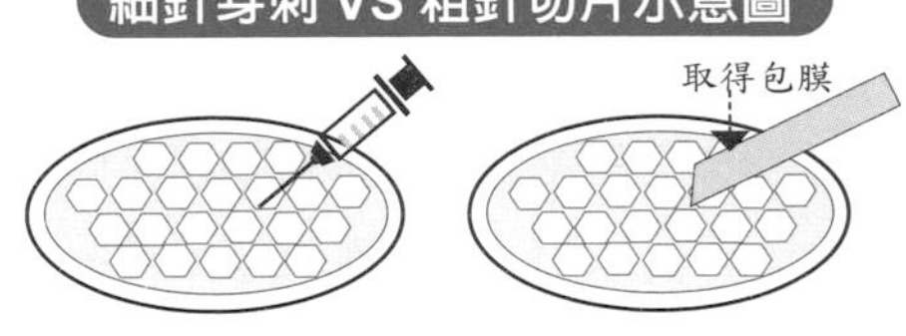

Part 4 良性惡性結節大解密

Part 5 甲狀腺結節・癌・囊腫治療 Q&A

結節用藥

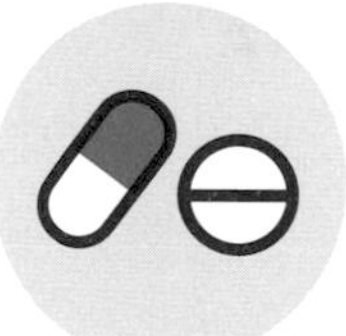

超音波檢查

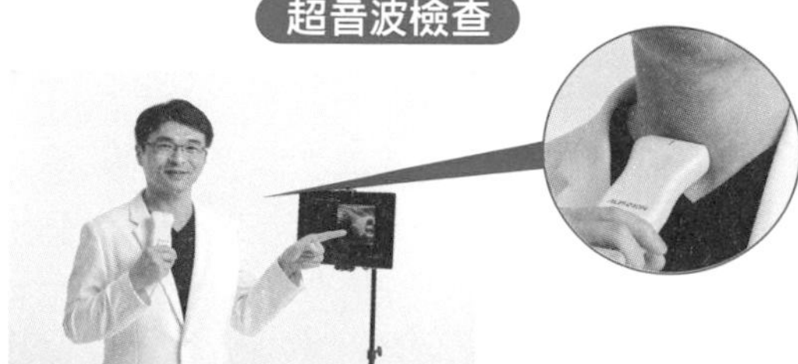

射頻燒灼消融示意圖

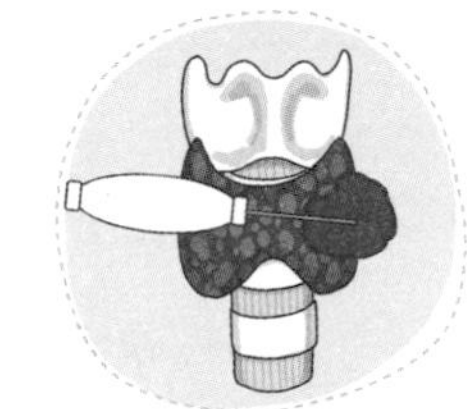

海扶刀示意圖

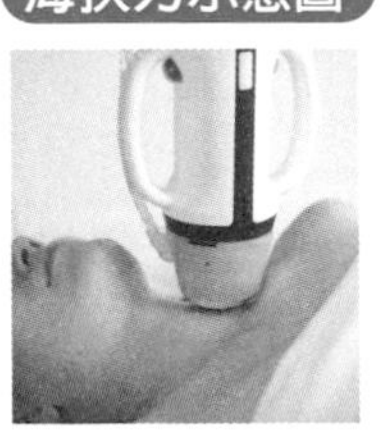

外科手術

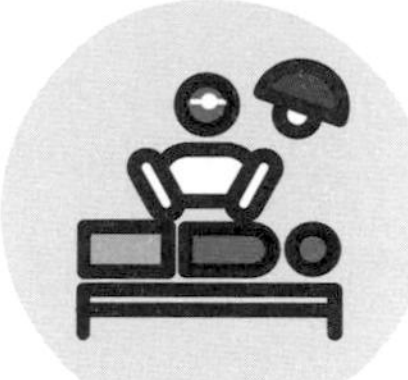

放射碘治療

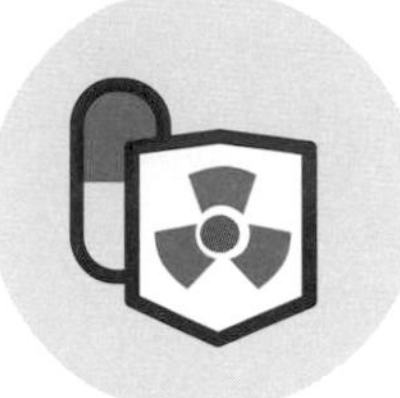

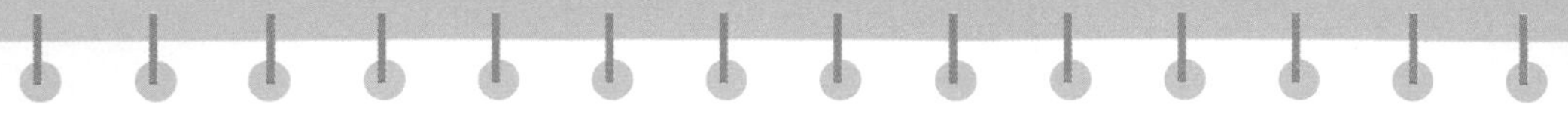

Part 6 治療後最重要的事

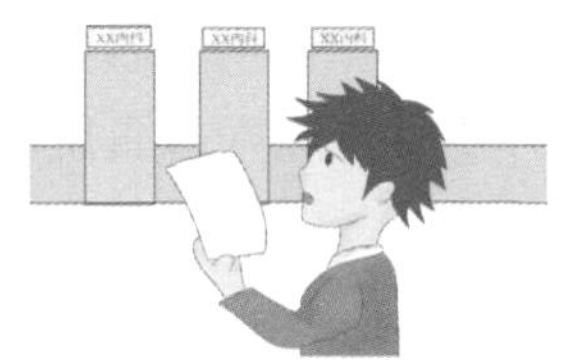

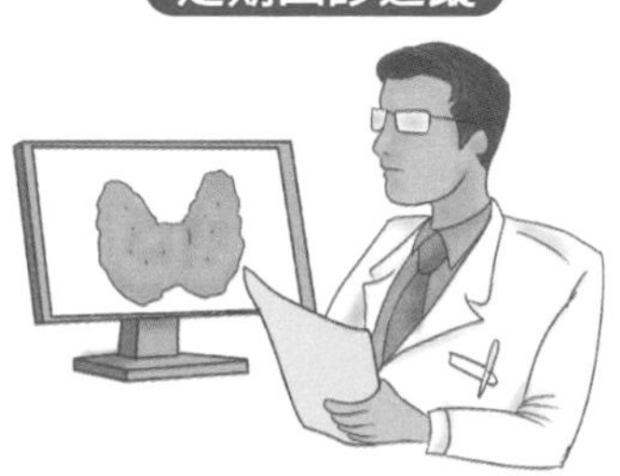

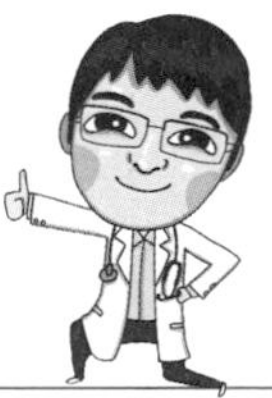

專欄目錄 醫師說

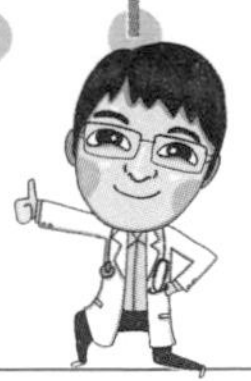

專欄目錄 請教醫師

QRcode 目錄 16 支醫學衛教影片

【推薦序 1】

王治元／臺灣大學醫學院內科教授、中華民國糖尿病衛教學會理事長

甲狀腺燒融術的重要參考書籍

甲狀腺疾病當中，甲狀腺結節的診斷、檢查及治療是非常重要的關鍵。台灣一直以來就是甲狀腺腫盛行的區域，到目前爲止，甲狀腺腫大依然是臺灣人重要的疾病之一，其中自體免疫甲狀腺疾病佔總人口的15%左右；但以結構性的甲狀腺疾病，甲狀腺結節而言，更佔到總人口的 40%以上。

由於超音波及穿刺細胞學技術的發展，甲狀腺結節的診斷也日以精確，從而對於治療的標的，也越發的清楚。甲狀腺結節除了手術以及觀察之外，甲狀腺消融術，更是過去 20 年以來，重要發展的治療技術。

鄭凱倫醫師是我多年認識的好友，年輕而且有衝勁，幽默而且好學，也是台灣甲狀腺消融術，最早發展的放射科專家之一，鄭醫師撰寫甲狀腺結節相關書籍，是最適合的不二人選。鄭醫師非常的熱心，在發展甲狀腺消融術的階段，到各個不同的醫院進行技術指導，不但傳授技術給其他的同道以及年輕世代，更在操作的層面上，安了所有第一次進入甲狀腺消融術同道的心。當第一次操做甲狀腺消融術的時候，鄭醫師坐在旁邊的感覺，就像泰山石敢當，操作起來也就特別的順利。

我和鄭醫師有一位共同的好友，韓國峨山醫院的白正煥醫師（Jung Hwan Baek），我在 2007 年第一次到韓國首爾，跟白醫師會面，白醫師現在已經是全世界甲狀腺燒融術領導者，而白醫師也是當年指導凱倫醫師開始進入甲狀腺燒融術的重要關鍵人物。

這次凱倫醫師將過去許多年有關於甲狀腺診斷治療的經驗，撰寫成這一本甲狀腺的重要書籍，不但是個人的成就，也是將相關經驗傳承的典範。甲狀腺疾病是內分泌科最常見的疾病之一，這個領域當中，凱倫醫師剛好是放射科及內分泌科間溝通的最好的角色。期許在可預見的未來，有更多的年輕世代，能夠跟著凱倫的腳步，往甲狀腺消融術以及甲狀腺相關診斷治療的方向邁進。

我還是要特別恭賀凱倫醫師完成這本重要的著作，爲下一個世代的年輕醫師立下最好的里程碑。

【推薦序 2】

黃建寧／中山醫學大學校長、中華民國糖尿病學會理事長

提供讀者甲狀腺結節治療的不同選擇

甲狀腺是人體非常重要的內分泌器官，其中濾泡細胞分泌賀爾蒙甲狀腺素，擔任身體生長、發育與代謝功能。甲狀腺的疾病分爲功能與形態學兩方面。功能方面，有大家所熟知的甲狀腺機能亢進與功能低下，分別有其背後的成因，臨床上的症狀、檢查與治療都很常見；形態學方面，則包括良性結節、囊腫或惡性腫瘤等，更是內分泌科門診經常被詢問的甲狀腺問題。

本書即是針對甲狀腺結節的題目做一深入淺出的介紹，從流行病學、結節的種類、症狀、該做何種檢查、診斷、治療及追蹤等，皆有清楚描述，對於惡性腫瘤如甲狀腺乳突癌、濾泡癌或髓質癌等臨床如何處理、治療，也有概略說明。

作者鄭凱倫醫師畢業於中山醫學大學醫學系，目前是中山醫大附設醫院醫學影像部放射線專科醫師。我於擔任中山附醫總院長時，醫院極力鼓勵年輕醫師出國進修，2015 年鄭醫師申請至韓國首爾峨山醫院進修一年，跟隨國際知名的甲狀腺結節燒灼大師 Baek Jung Hwan 教授，學習甲狀腺結節燒灼及相關先進技術，學成歸國後，一直專注在甲狀腺結節的處理，也因爲技術嫻熟優良，經常獲邀至各大醫院指導講學，對台灣甲狀腺結節燒灼治療技術的推廣，鄭醫師有不少的貢獻。

本書內容針對甲狀腺結節的介紹豐富詳實，內容淺顯易懂，適合大衆閱讀，也提供病友們瞭解各種不同治療間的選擇及相關的衛教知識。緣此，我非常樂於推薦本書。

【推薦序 3】

曾芬郁／社團法人中華民國內分泌學會理事長

輕鬆了解甲狀腺結節診斷、治療重點的好書

鄭凱倫醫師自中山醫學大學醫學系畢業，現任中山醫學大學附設醫院醫學影像部主治醫師。鄭醫師年輕有爲，2015 年前往韓國，跟隨首爾峨山醫院 Professor Baek Jung Hwan 學習甲狀腺射頻燒灼手術，其後專注在甲狀腺結節處理，是國內以射頻燒灼術治療甲狀腺結節的先驅之一。

鄭醫師幽默風趣，他用幾張幻燈片提綱挈領，就可以很有條理地讓聽眾了解使用射頻燒灼術治療甲狀腺結節的重點及應注意的事項。他技術高超，在各醫院剛開始要發展射頻燒灼術徵詢他的指導時，他都熱心地提供必要的協助。對於內分泌學會規劃辦理的射頻燒灼術講習及實作課程，他更是很熱誠的幫忙及指導，即使我們的課程因爲新冠肺炎疫情變化重新安排了幾次，他仍然毫無怨言，一如既往、充滿熱忱的協助。

越認識鄭醫師，就越佩服他的學識淵博。鄭醫師的臉書有很多人追蹤，各式各樣有關甲狀腺結節的問題，他都可以提出解答。鄭醫師將他多年的經驗集結，出版《鄭凱倫醫師甲狀腺結節健康大解密》一書。本書分爲一定要關心的甲狀腺結節健康 10 問、不要輕忽甲狀腺疾病、甲狀腺結節是什麼？認識甲狀腺結節、一次搞懂甲狀腺結節所有檢查、甲狀腺結節．癌．囊腫治療 Q&A、良性惡性結節大解密及治療後最重要的事等章節，文章內容及編排保持鄭醫師一貫整潔、清晰的風格，讓讀者可以很輕鬆的了解甲狀腺結節的診斷及治療重點，是難得一見的好書。

恭喜鄭凱倫醫師新書發表，謹以此簡短的序文感謝鄭醫師推動甲狀腺結節射頻燒灼術治療的努力。

【推薦序 4】

諶鴻遠 / 三總核醫科主任醫師兼甲狀腺腫瘤多專科團隊召集人

疼惜你我身上的「蝴蝶天使」——關心甲狀腺

甲狀腺雖然是個僅有 20 公克的內分泌器官，分泌的甲狀腺荷爾蒙影響幾乎全身的代謝功能，腺體所在恰好是許多身體重要路徑通過的要道，形狀有點像蝴蝶，左右兩葉彷彿蝶翼，中間峽部猶如蝶體恰好覆蓋在氣管前面；甲狀腺功能異常經常有多重的症狀，而甲狀腺長東西更常讓人想到甲狀腺癌，姑且不論甲狀腺癌的預後相對其他惡性腫瘤來的好，光聽到小小的甲狀腺長了東西就令人不安。身上的「蝴蝶天使」——甲狀腺經常是沉默的，臨床上常見到結節、囊腫、腺瘤或癌症經常是沒有明顯症狀，然而一旦出現聲音沙啞或呑嚥、呼吸不順等症狀，往往已經是中晚期的甲狀腺癌，因此如何照顧「蝴蝶天使」是你我需要學習的功課。

一般人很難感覺到正常甲狀腺的存在，如果長了明顯的腫塊，或許能夠藉由「推、呑、觸」自我簡易檢測發覺：「推」是上下輕推前頸部氣管兩側是否平順、「呑」是對著鏡子注視鏡像中自己呑嚥時前頸部是否對稱、「觸」是沿著頸部兩側撫摸是否有腫脹異物，但臨床實務上用來檢測甲狀腺長腫塊最簡便的工具是頸部超音波，藉由超音波我們能夠測量腫塊大小、辨認形狀，也能夠藉由分辨腫塊的邊緣和質地初步判別是否偏壞，眞正的診斷往往要用細針抽吸腫塊內容物做細胞檢查才行。因爲某些甲狀腺功能異常或發炎也和甲狀腺腫塊形成有關係，所以抽血檢測甲狀腺荷爾蒙和相關抗體也有助於疾病的診斷，至於電腦斷層、磁振影像、核子造影、正子斷層會視疾病的類別再考慮作爲診斷的工具。

甲狀腺長結節對許多人並不陌生，隨著頸部超音波的普遍使用，不少人是因爲健檢知道自己身上的「蝴蝶」原來還背負著一些莫名其妙的東西。看到這個醫學名詞別太擔心！因爲大多數的甲狀腺結節不是惡性的，但也不能輕忽那低於 5%的惡性可能，因爲一旦錯過早期治療的時機，惡性甲狀腺腫瘤也是很難控制的；甲狀腺結節的診斷有時候令人很困擾，細胞檢查報告並非直接判定良惡性，而是判定「惡性可能程度」，爲了重新穿刺或直接手術切除的選擇往往讓病友在心中琢磨很久，甚至多跑兩三家院所希望有個肯定的答案。

目前對於明顯的甲狀腺癌，手術切除還是首選，但也有不一樣的選擇；如果惡性可能程度相對低的甲狀腺結節，手術切除、積極監測（active surveillance）或其他處理方式 (如射頻消融 Radio-frequency ablation 等新技術) 就各有春秋了，對於病友和醫者，多元化的治療選擇可能需要更多病友的理解和醫病討論才能找到最適合的治療方式。

鄭凱倫醫師專長在放射影像，尤其是甲狀腺超音波和介入性治療，鄭醫師常自謙只懂甲狀腺超音波和射頻消融，其實他是國內少數專注於甲狀腺結節和甲狀腺腫瘤局部復發診斷的放射專家，個人經常就教於鄭醫師，還有許多甲狀腺病友不辭勞苦親赴中山醫大附醫求診。

自己在核子醫學從事甲狀腺腫瘤臨床和研究超過 30 年，少有見到影像醫學專家對甲狀腺腫瘤診療如此投入的同行，鄭凱倫醫師書籍值得一讀，當你還在用關鍵字在網路搜尋怎麼面對甲狀腺結節的意見時，我眞心推薦先讓鄭凱倫醫師用圖文詳細爲你解密，如果你正在爲甲狀腺結節檢查徬徨時，也不妨先讀過這本書，讓你和主治醫師能夠對等討論下一步怎麼走，以醫病共享決策的方式做一個不後悔的選擇！

諶鴻遠主任簡介

三軍總醫院核醫科主任醫師兼甲狀腺腫瘤多專科團隊召集人
國防醫學院醫學系臨床教師
中山醫大附醫甲狀腺腫瘤多專科團隊兼任主治醫師
中華民國核醫學學會放射碘及同位素治療委員會主任委員
台灣甲狀腺腫瘤診療共識會召集人
台灣醫護衛教暨健康促進協會籌備發起人
「甲狀腺醫者」臉書與部落格作者

情，這也促成我寫這本書的動機，但是一個沒有教職、沒有頭銜、相對年輕的醫師想寫書，出版社會有勇氣找我嗎？

一次因緣際會的情況下，我遇到原水出版社的總編輯——小鈴姐，雙方交換名片，簡單介紹我有經營甲狀腺結節相關的網站，想說只是彼此寒喧的場合，應該不會有下文。沒想到幾天後，小鈴姐就私訊我，問我有沒有興趣來出版社聊一聊。那次見面後，小鈴姐認真看過我的網站，發現我很用心在經營，也整理許多有用的資訊，她相信這些內容可以幫助許多有甲狀腺結節的病友，所以希望我能把這些內容整理成一本書，幫助更多人。

就這樣我踏入了寫作地獄，針對甲狀腺結節，從開始介紹甲狀腺，帶入結節，有哪些檢查可以做？良性惡性結節有哪些類別？有什麼治療方式可以選擇，甚至是治療後要注意哪些事情？書中的每一篇文章都是我收集許多資料，消化吸收後一字一句慢慢整理，都希望能讓大家了解甲狀腺結節。

這段時間，辛苦我的編輯雯琪總是不斷溫馨關心我的進度，讓我知道不能再拖稿；也感謝比我優秀，目前在台中榮總擔任婦產科醫師的太太，讓我 2015 年在女兒才 2 歲的時候，獨自一人拋妻棄女到韓國進修一年，我才有機會學到這些新的技術回來幫助更多病友。

感謝勇敢的原水出版社讓這本書出版，這本書是目前少數介紹甲狀腺結節的專門書籍，相信能夠幫助有這個問題的病友，讓大家更清楚了解該如何面對甲狀腺結節，不需要再擔心害怕。

一定要關心的 甲狀腺結節健康 10 問

本書介紹甲狀腺結節的成因、種類、檢查以及如何治療。在檢查與治療方面，會仔細說明哪些檢查必做，哪些可以視情況安排；除了常見的外科手術外，更會介紹許多不需要外科切除，就可以治療結節的微創選擇，也會分享治療後有哪些注意事項。

有結節問題，本書是最佳教戰手冊，可以快速得到相關資訊，了解該怎麼處理，不必驚慌害怕，讓自己勇敢面對甲狀腺結節。

Q1 什麼是甲狀腺結節？甲狀腺結節很重要嗎？跟我有什麼關係？

A：甲狀腺結節攸關健康，當然不能輕忽！

簡單來說甲狀腺結節可以當作甲狀腺細胞不正常變多，聚集成一個腫塊而引起各種不同症狀。有些研究顯示，使用超音波檢查，兩個人裡面就有一個可能會被發現有甲狀腺結節，女性與年紀大的人更常見，顯示甲狀腺結節是一個很常見的問題，幾乎大部份的人都會遇到這個狀況。

Q2 甲狀腺結節大部份都是良性的嗎？

A：良性居多，成年人惡性機會較低，但是未成年人惡性機會相對高。

甲狀腺結節雖然常見，但大部份是良性，惡性機會大概是5%；即使是惡性，90%以上都是甲狀腺乳突癌，是治療效果很好的類型。

簡單來說，成年人結節常見，惡性機會低。未成年人結節少見，但惡性機會高。跟成年人相比，未成年人結節發生機率遠低於成年人，大概只有5%，但惡性機會卻高達20至25%；雖然大部份結節都是良性，但也不能輕忽大意。面對結節該如何檢查以及處理，本書會做詳細介紹，讓您有結節不再害怕。

Q3 有甲狀腺結節可以不處理嗎？什麼情況下會建議考慮治療？

A：有結節，絕對不可以都不處理！

一般**惡性結節**會建議開刀，並視情況安排後續碘131治療。**無症狀良性結節**可以超音波追蹤。**有症狀良性結節**則可考慮治療。

- **惡性結節：**除少數情況下，一律建議接受外科切除手術，並且視狀況，考慮安排後續碘131治療。

- **良性結節：**主要看是否引起「症狀」：外觀問題或者壓迫症狀。如果沒有任何症狀，定期超音波檢查即可，不一定要接受外科切除手術；如果已經產生症狀並且造成困擾，就要考慮接受治療。

除了外科切除手術外，本書會介紹許多微創處理結節的治療方式，讓您面對良性結節有更多治療選擇。

Q4 哪些人容易有甲狀腺結節的問題？會有明顯症狀可以察覺出來嗎？

A：女性或年紀大者較常見。

不管是良性或惡性結節，**女性都遠比男性常見**，比例大概是 3：1，而且女性在懷孕過程中也會對結節產生影響。**尤其本來就有結節問題的孕婦更要留意結節在懷孕期間的變化（請參見 P.59）**。

此外，**年紀越大，也越容易有結節問題**。相較於成年人，青少年或者孩童會有結節的機會低很多，不過與成年人不同，惡性比例會較高。

目前導致甲狀腺結節比較明確的原因包含，孩童時期接受頭頸部放射線治療（電療）或者是核爆（核電廠意外或者原子彈爆炸）倖存者，但這些情形在台灣是相對少見。

誰容易得到？

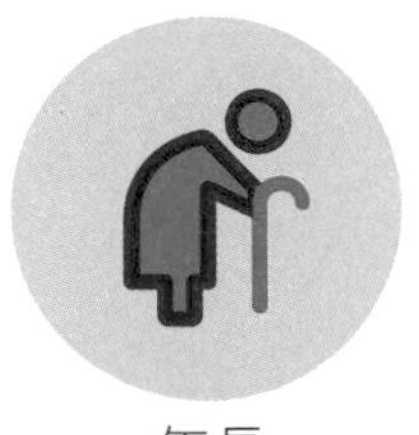

年長

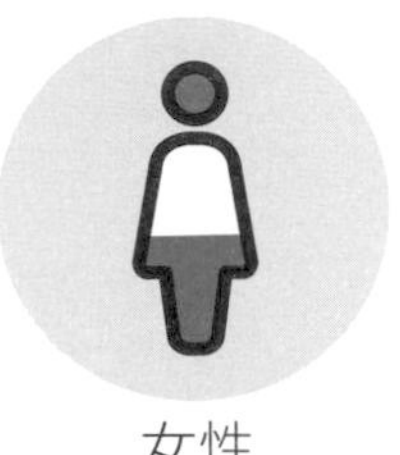

女性

年長者及女性較易有結節問題。

結節最常見症狀就是「沒有症狀」，所以很多人常常會非常驚訝，**即使沒有任何不舒服，卻仍被發現有結節**。結節**即使是惡性，也不一定會引起明顯外觀問題或者是壓迫症狀**，很多是體檢觸診時懷疑或者是接受其他檢查意外發現有結節，做進一步細針穿刺才知道有這個問題。

Q5 怎麼得知有甲狀腺結節問題？該做什麼檢查？

A：檢查 2+1，有結節免擔心！

兩大檢查必做：**超音波＋抽血**。懷疑有甲狀腺結節，超音波是最方便快速的檢查，沒有任何輻射暴露的問題，即使是孕婦、小孩都可以安心接受檢查。不但可以評估大小，更重要的是可以判斷形狀；結節的形狀比大小更重要，是判斷是否需要做進一步檢查的重要依據，像是否考慮**細針穿刺**。

常見檢查

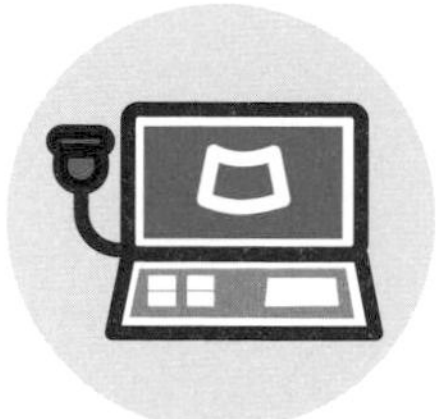

影像檢查

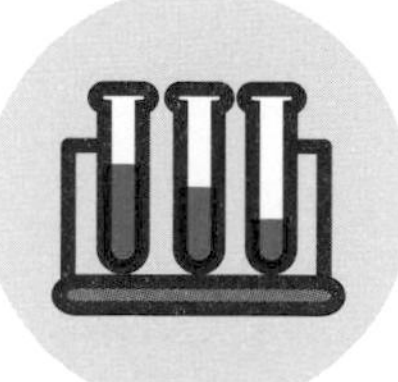

抽血檢查

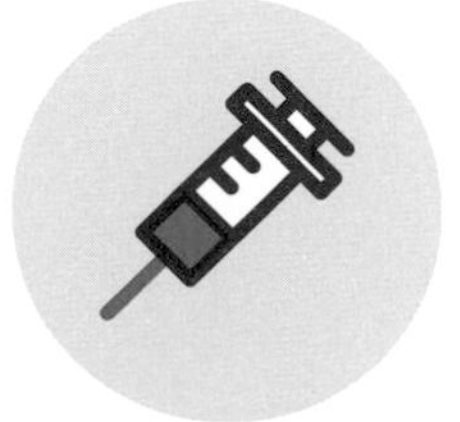

細針穿刺

大部份的結節不會引起功能異常，如果擔心功能會有問題，可以考慮**抽血檢驗促甲狀腺激素（TSH）**；但並不是每個結節都要接受細針穿刺，必須根據超音波檢查結果來做判斷。

Q6 有甲狀腺亢進或者是低下問題，跟結節有關係嗎？

A：大部份結節不會影響甲狀腺功能，所以結節患者很少會有亢進或低下的狀況，也不會產生相關臨床症狀。

如果發現有功能異常狀況，反而必須抽血檢驗相關抗體，評估是否因爲自體甲狀腺炎導致，如果已經產生相關臨床症狀，就必須接受藥物治療。

少部份結節會產生額外甲狀腺素，導致功能亢進，抽血檢驗會發現 TSH 低於正常值。

如果進一步安排核醫甲狀腺掃描，會發現結節比背景正常甲狀腺吸收更多顯影劑，這個時候結節被稱爲「熱結節」，這種情況會是惡性機率很低；如果檢查呈現「冷結節」，惡性機會相對較高，但是不用太過擔心，可以先接受穿刺，不用急著馬上開刀。（請參見 P.96）

Q7 甲狀腺結節開刀方式好多種，該怎麼選擇？良性跟惡性開刀方式一樣嗎？

A：須根據自身情況決定。

除了從脖子進行的傳統手術，及利用內視鏡縮小脖子傷口到現在發展出機器人手臂不會在脖子上留下任何疤痕。這些手術方式各有優缺點，如何選擇必須根據自身情況做最後決定。

・**惡性結節**：必須將同側正常甲狀腺一起切除，不能只有將惡性結節本身切除。根據不同狀況，甚至要考慮同時切除對側甲狀腺組織，或者要安排淋巴結廓清手術，之後也必須視情況安排碘 131 治療，全切除病人必須終身補充甲狀腺素。

・**良性結節**：相對單純，可以考慮進行局部甲狀腺切除，只切除結節組織，或者爲了避免日後復發長出新結節，也可以考慮將同側正常甲狀腺組織一起切除，即使單邊全切除，有些病人也需要終身

良性結節常見治療

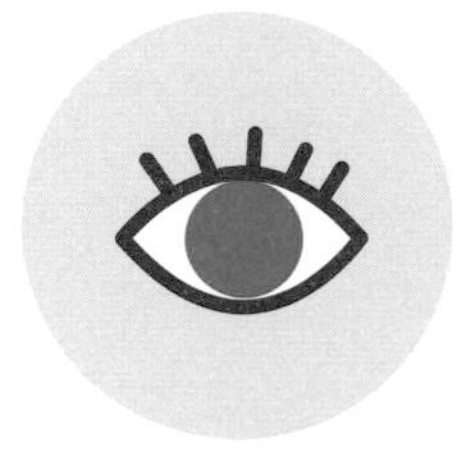
單純觀察

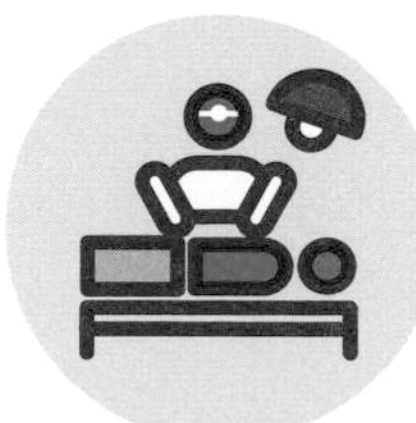
外科切除

燒灼手術

補充甲狀腺素。對於多發性結節，如果要手術，可以考慮全部切除，避免日後再復發，但是術後就需要補充甲狀腺素。

除了外科開刀之外，現在還有許多微創方式可以選擇用來治療良性結節。

Q8 不想開刀，有其他方式可以治療甲狀腺結節嗎？

A：目前有許多非外科手術切除方式可以用來治療甲狀腺結節。

大部份結節都是良性，許多病友會抗拒外科切除手術，但是又希望能改善因爲結節所導致的外觀問題或者壓迫症狀。不管是射頻燒灼消融手術、聚焦消融手術（海扶刀）以及酒精注射術都已經有充足證據，證實在治療良性有症狀結節具有相當好的效果。

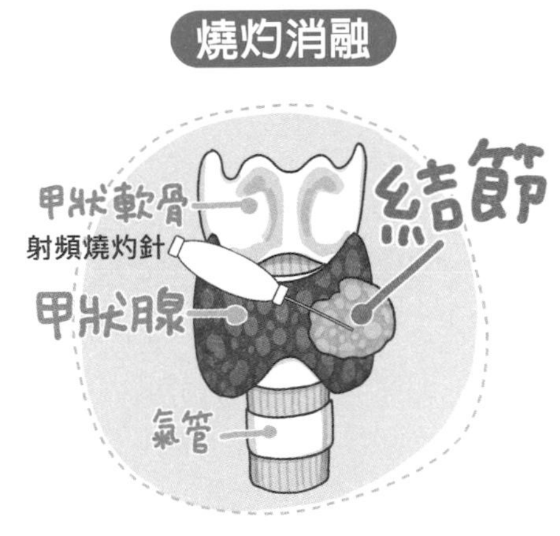

少數惡性結節或者是復發甲狀腺乳突癌，如果不想接受外科切除手術，射頻燒灼消融手術也有機會幫助這群病人。這些治療方式有什麼優缺點，有什麼可能風險，請參見 P.165。

Q9 有人說，人生要得一種癌症，就選甲狀腺癌？

A：甲狀腺癌死亡率只占全體癌症死亡率約 0.4%。

甲狀腺癌四大類型：乳突癌、濾泡癌、髓質癌以及未分化癌。台灣跟國際趨勢一樣，大部份都是乳突癌，而且比例更高，超過90%以上都是這個類型。

人生如果有選擇，當然是不要得到任何癌症，但是與其他癌症比較，甲狀腺癌死亡率只占全體癌症死亡率約 0.4%，所以是相對沒有那麼惡性的癌症，特別是甲狀腺乳突癌。即使甲狀腺乳突癌治療效果好、死亡率低，也不能掉以輕心；有少數會發展成肺部或者骨頭多發性轉移的情況，治療上非常棘手。

不過未分化癌卻是另外一種極端，死亡率極高，是治療效果非常差的類型，幸好這個類型很少，每年台灣發生人數都不到 50 人。

甲狀腺癌的診斷

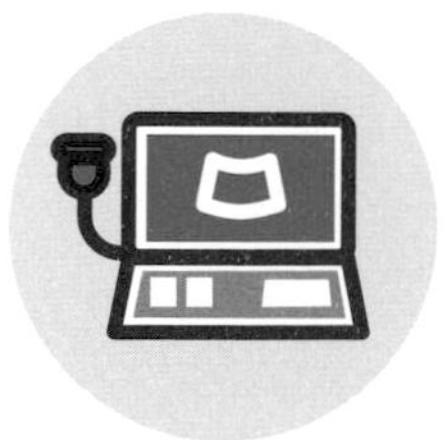
影像檢查

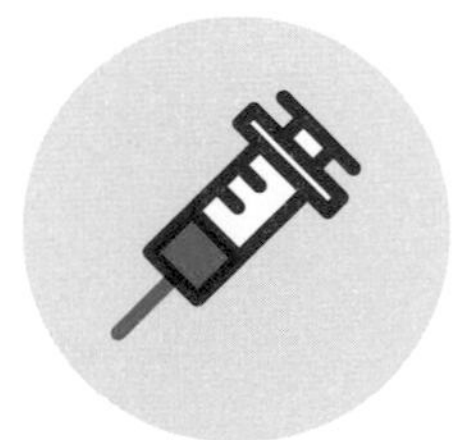
細針穿刺

甲狀腺癌的治療

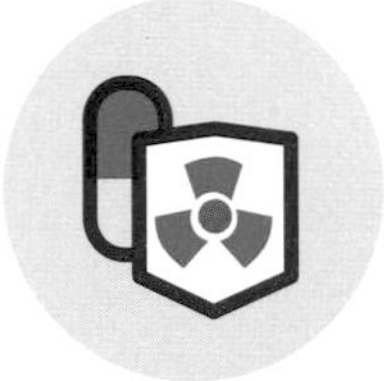
放射線碘

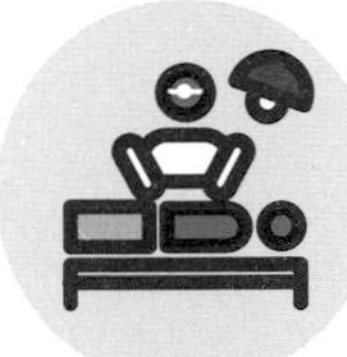
外科切除

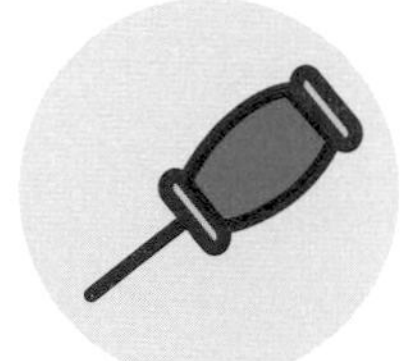
燒灼手術

Q10 有甲狀腺結節，生活飲食上有什麼限制嗎？

A：只需要注意均衡飲食，不必刻意不吃海帶、紫菜或者是海苔。

大部份結節病人的甲狀腺功能正常，這種情況下，並不需要在飲食上有特別限制，不用刻意減少或者增加碘的攝取，只需要注意均衡飲食就好。

需要特別注意飲食上的限制，最主要是準備接受碘 131 治療或者是甲狀腺功能亢進的病人。碘 131 在治療前，必須遵守低碘飲食的規範（請參見 P.236），避免影響碘 131 吸收效果，通常在治療後，就可以慢慢恢復正常飲食狀況。

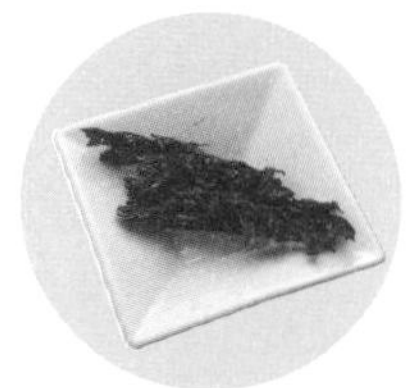
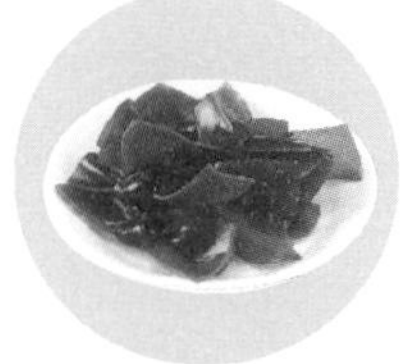
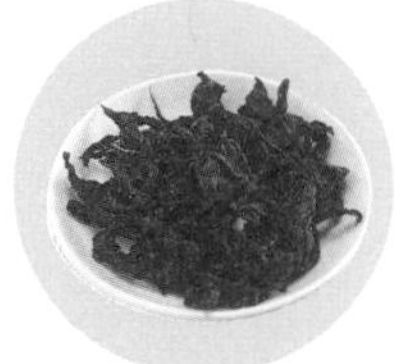

均衡飲食，不必刻意不吃海帶、海帶芽或紫菜。

雖然有些食物可能會刺激結節生長，但只要不過量，不太會惡化結節狀況。許多結節病友會刻意不吃海帶、紫菜或者是海苔，其實是不太需要。

甲狀腺結節健康大解密

Part

1

不要輕忽甲狀腺疾病

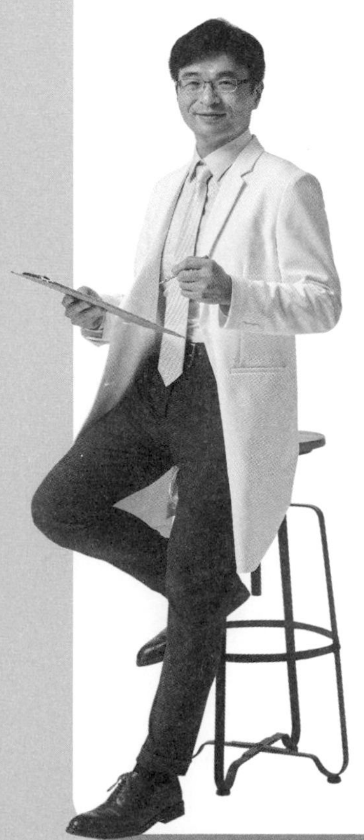

第一節

甲狀腺大解密！甲狀腺的位置、形狀、功用

甲狀腺在哪裡？有什麼功能？對人體很重要嗎？沒有甲狀腺對身體有影響嗎？別擔心！再進入甲狀腺結節主題前，我們先來了解正常的甲狀腺。

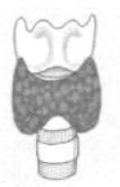

甲狀腺的位置

在熟悉這些問題之前，必須先了解甲狀腺的正常位置以及周邊重要組織，同時認識甲狀腺素在人體有哪些作用。人的甲狀腺分成左右兩葉，中間由稱爲「峽部」的構造連接。外觀看起來像一隻蝴蝶，左右兩葉是翅膀，而峽部的地方則是身體。

位於甲狀軟骨下、氣管前

脖子前面最明顯突出的地方，用手觸摸，會覺得硬硬的，像骨頭一樣，其實是甲狀軟骨的一部份。青春期後，男生的突出會發育的比女性更明顯，形成大家所熟悉的「喉結」，即使女生沒有像男生有明顯的喉結，一般來說還是可以摸到有一個比較突出的部位。

當摸到這個部位後，可以協助定位甲狀腺位置。

甲狀腺位於甲狀軟骨下方，當摸到喉結或脖子最突出的位置，往下兩個指幅，大概是峽部的位置，往左右兩邊延伸，就是甲狀腺位置。**除非有明顯結節或者是腫大，一般而言是不太容易用手觸診檢查**。

左右兩葉大概是 4 ～ 5 公分長，3 公分寬以及 2 公分厚，峽部大概是 1.25 公分長與寬，厚度大概 0.5 公分。男性的甲狀腺會比女性稍大，但是個體差異很大。

正常情況下，甲狀腺就位在氣管前面，食道會在左葉的內側深層位置。所以當結節很大，可能會壓迫氣管，甚至把氣管推到對側，不過很少會引起呼吸困難或者是喘的症狀。左邊的結節有時候因爲壓迫食道，病人會覺得吞嚥有異物感。

正常甲狀腺

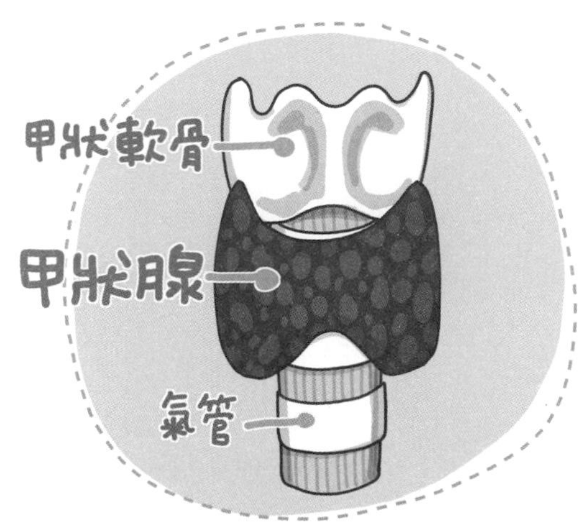

甲狀腺的位置，位於甲狀軟骨下、氣管前。

異位甲狀腺／甲狀舌管囊腫

人的甲狀腺在胚胎時期，不是在脖子前面而是在舌根的部位。隨著胚胎發育會沿著甲狀舌管（thyroglossal duct）慢慢往下移動到正常位置。有時候甲狀腺沒有正常往下移動，就會形成所謂的「**異位甲狀腺**」。這時候在正常位置會看不到甲狀腺，通常異位甲狀腺可以出現在甲狀舌管路徑上，但是最常見的位置是在舌根的地方。

甲狀舌管在甲狀腺移動到正常位置後，就會慢慢閉合，少數情況下並沒有正常關閉，甚至會有液體累積就會形成「**甲狀舌管囊腫**」。最常見的症狀會在脖子中線出現一個腫塊，在女性有時候會被誤認爲長喉結，超音波檢查就可以協助診斷。

異位甲狀腺

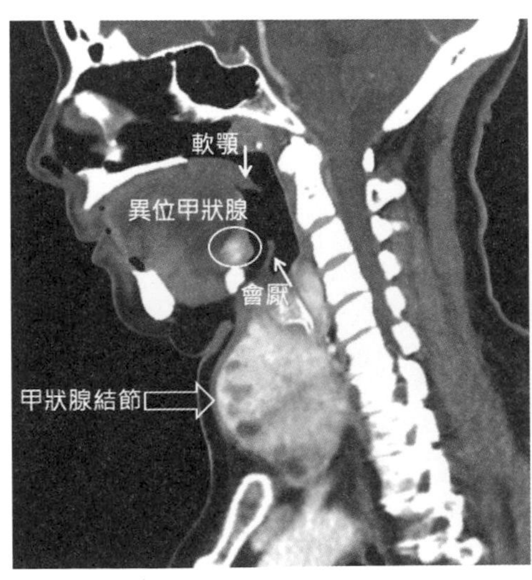

異位甲狀腺最常見的位置是在舌根的地方。

甲狀舌管囊腫

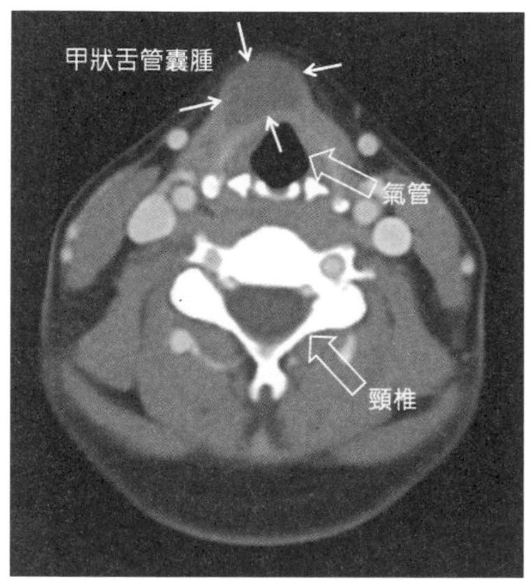

甲狀舌管囊腫電腦斷層圖。

甲狀舌管囊腫裡面會殘留一些甲狀腺組織，有時候也可能長出甲狀腺癌。如果囊腫裡面有不正常實質部份，要做進一步檢查，排除惡性的可能。

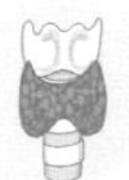

甲狀腺的功能

甲狀腺組織主要由兩種細胞組成——**濾泡細胞跟濾泡旁細胞**。

・**濾泡細胞**：負責分泌甲狀腺素，對人體非常重要，是身體正常生長發育與新陳代謝不可以缺少的重要賀爾蒙。

・**濾泡旁細胞**：會分泌降鈣素，降低血液中鈣離子濃度。人體中血液鈣離子的平衡主要是由副甲狀腺來調控，降鈣素扮演角色相對沒有那麼重要；但是降鈣素在罕見的甲狀腺髓質癌會不正常升高，是用來評估及追蹤髓質癌預後的重要指標。

孩童——成長發育所需

發育中的小朋友如果缺乏甲狀腺素，會導致代謝嚴重緩慢以及生長發育發生遲緩造成身材矮小，甚至會讓腦部發育受損而產生智能不足的情形，造成所謂的「呆小症」。

幸好在台灣，先天性甲狀腺功能低下是新生兒篩檢項目之一，有狀況的病童在新生兒時期就會被診斷出來並且接受甲狀腺素補充的治療，之後生長與智力發展跟正常兒童是沒有明顯差異。

成人——維持正常身體運轉

對成年人而言，甲狀腺素像是人體的電池，是維持正常身體運轉必須的賀爾蒙。分泌太多會引起亢進，分泌不夠就會導致低下，這些情形都有可能伴隨明顯的臨床症狀，造成不舒服，而需要藥物治療。

既然甲狀腺素是人體不可或缺的重要賀爾蒙，如果因為手術切除甲狀腺後導致功能低下，需要補充甲狀腺素，只要是在醫師評估下開立的劑量，即使長期服用，也不會造成太多副作用；如果不規則服用，反而會因爲功能低下而產生更多不舒服的症狀。

甲狀腺是人體重要器官，分泌的甲狀腺素影響人體許多系統的運作，是維持人體正常運作的主要構造。

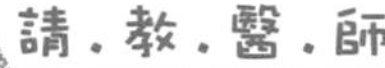

為什麼常有人說甲狀腺開刀會影響聲帶？

常常會有人說甲狀腺開刀怕傷害聲帶，其實不是影響到聲帶，而是控制聲帶的神經受損，導致聲音沙啞。控制聲帶活動最重要的神經是「喉返神經」，在左右兩葉甲狀腺的內側深層位置，靠近氣管，外科醫師開刀時會非常小心去辨識出喉返神經的位置，確保聲音不受影響。

有些接受完甲狀腺手術的病人，雖然手術後正常講話沒有問題，也沒有沙啞狀況；但是對於一些需要特別使用聲音的職業，像是歌手、老師，有時候會覺得手術後，高音上不去。這可能是一條支配聲帶活動的小神經——喉上神經的外側枝（external branch of superior laryngeal nerve）受到影響的關係。

這條神經控制的聲帶肌肉可以用來幫助發出高音，如果受到影響，雖然正常講話不會有問題，但是在高音的運用，就會受到影響。

第二節

如何發現甲狀腺結節？

本書的重點在「甲狀腺結節」，但是該如何發現這個問題？怎麼知道有這個狀況？需要每天摸著自己脖子才有機會發現嗎？還是脖子看起來腫腫的，就是結節造成？

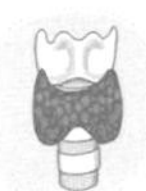

體檢意外發現

不少人是因爲體檢被醫師懷疑有甲狀腺結節，進一步接受檢查才發現有結節問題。但是除非甲狀腺結節已經長到很大，不然單純透過眼睛觀察或者是雙手觸診並不容易發現；即使結節很大，如果是長在比較深層的部位，在外觀上或者用手觸摸也不會發現明顯異常，一旦被懷疑有結節問題，會建議接受超音波檢查，就可以清楚判斷是否有問題。

下面這些情況，可能會被誤認爲可能有結節問題。

脖子看起來腫≠有甲狀腺結節

除非是多發性結節長得很大、很多，才有可能讓整個脖子明顯看起來很腫。大部份脖子腫可能要排除是不是脖子前面的兩條胸鎖乳突肌比較肥厚（男生較常見），或者是皮下脂肪較多所造成。

甚至有些人即使沒有結節，但是甲狀腺就是比正常人還要大，外觀看起來就腫腫的，也常常被誤認爲可能有結節問題。有些自體甲狀腺炎的病人，體內產生的自體抗體會攻擊甲狀腺，讓整個甲狀腺變大腫起來，即使沒有結節問題，脖子外觀看起來也會腫腫的。

如果在甲狀腺位置，有「局部區域」比較不對稱、比較腫，甚至有明顯突出，那就要擔心是否有結節。

吞嚥卡卡或有異物感≠有甲狀腺結節

食道位於左側甲狀腺內側深層的位置，所以結節長在左側，有機會壓迫食道，可能會導致吞嚥卡卡。結節不管長在哪一側，在轉

外觀問題

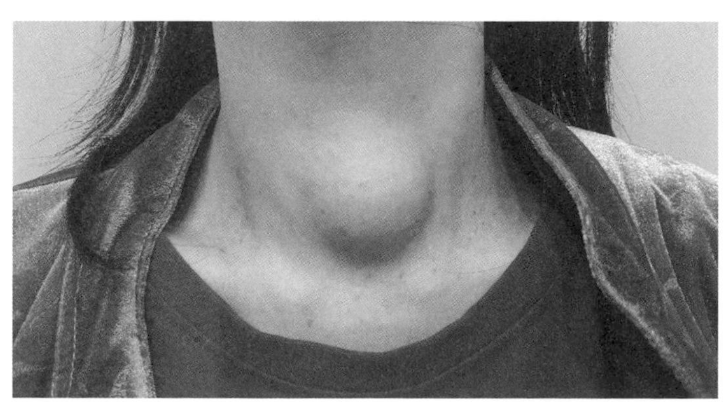

如果在甲狀腺位置，有比較腫，甚至有明顯突出，那就要擔心是否有結節。

動脖子時，有時候會覺得有異物感，有東西卡在脖子的感覺。雖然結節可能導致以上症狀，但反過來，有以上狀況，不代表有結節。

通常吞嚥卡卡，除了懷疑結節外，也要檢查食道或者是否有胃食道逆流問題。至於有異物感的狀況，也要釐清是不是其他問題所造成，不一定都是由甲狀腺結節所引起。

脖子痛≠有甲狀腺結節

大部份結節都不會引起疼痛問題，臨床上有少部份結節病患確實會抱怨甲狀腺位置偶爾會抽痛，但這不一定是結節所引起。

但以下情況確實會引起甲狀腺區域明顯疼痛感：

・**結節伴隨出血性變化**：通常會發現甲狀腺某個區域突然腫起來，可能伴隨疼痛，但是痛感大概一個星期左右會緩解。

・**甲狀腺未化癌，極度惡性甲狀腺癌**：甲狀腺會又腫又痛，治療效果很差。

・**甲狀腺發炎**：甲狀腺發炎也有機會導致甲狀腺疼痛，但這不是結節所引起，是因爲發炎所導致的疼痛，通常只要給予症狀治療(消炎止痛藥搭配類固醇)就好。

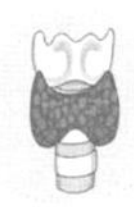

影像檢查意外發現

現在民眾健康意識提高，常常會自費接受或者是因爲本身疾病需要安排進一步影像檢查，而這也是意外發現甲狀腺結節的原因之一，這些偶然被意外發現的甲狀腺結節被稱作「**偶發瘤**」（Incidentaloma）。

正子攝影

腫瘤細胞會比正常細胞消耗較多葡萄糖，正子攝影利用這個特性，將具有微量放射性的葡萄糖打入體內以評估腫瘤在體內的狀況。通常會使用在某些癌症病人用來評估分期、治療前後評估及懷疑復發或轉移；也會有人選擇自費正子攝影用來做身體健康檢查。

正子攝影

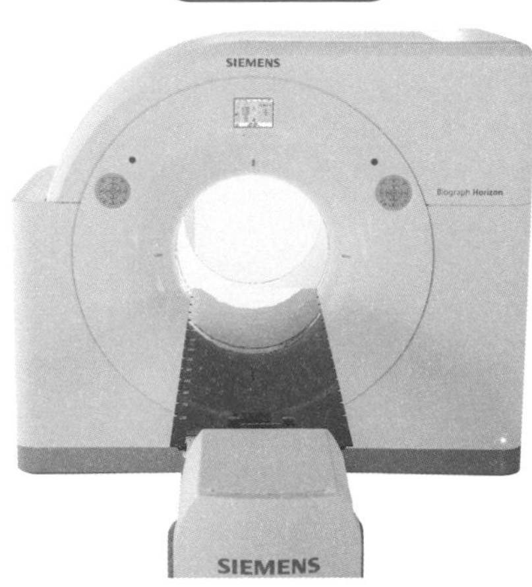

正子攝影具有評估全身狀況的特點，不到 5%的機率會意外發現在甲狀腺有「局部」葡萄糖攝取較高的區域，就是所謂的「偶發瘤」。一般甲狀腺結節大概只有 5%會是惡性，但是經由正子攝影所發現的甲狀腺偶發瘤，惡性比例會遠高於 5%，有些研究甚至發現惡性比例高達 30 到 50%，所以**透過正子攝影所發現的偶發瘤要考慮接受超音波甚至是細針穿刺檢查**，來排除惡性的風險。

另外一種情形，是甲狀腺在正子攝影下呈現「瀰漫性」或「廣泛性」葡萄糖攝取，這些常常是因爲甲狀腺可能有發炎情況，最常見是因爲自體甲狀腺炎造成，或者是有功能異常所導致，這種情況下惡性風險較低，反而是要抽血檢查相關甲狀腺抗體及功能。

正子攝影

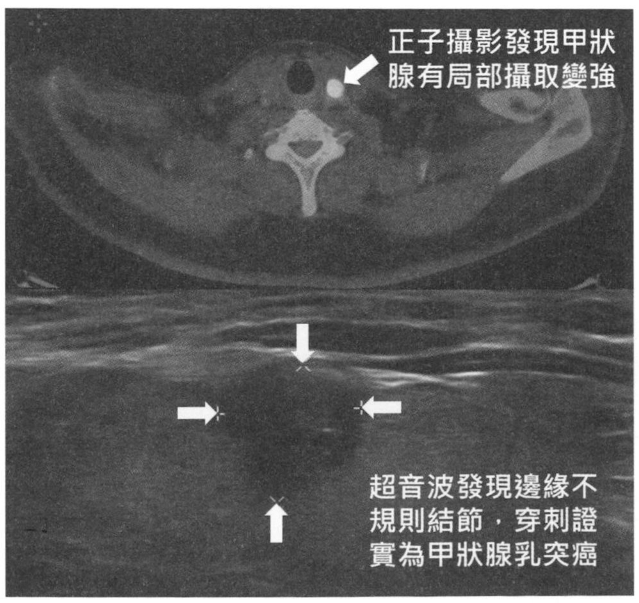

正子攝影發現在甲狀腺有局部攝取。

超音波發現邊緣不規則的結節，穿刺後證實為惡性。

電腦斷層（CT）或磁振造影（MRI）

許多人在自費健檢時會選擇胸部電腦斷層評估是否有肺部異常狀況。胸部電腦斷層檢查範圍通常會包含到部份脖子，所以甲狀腺常常有機會被看到，或者因爲頭頸部有異常，需要安排電腦斷層或磁振造影檢查，也有機會發現有甲狀腺偶發瘤。

相較於正子攝影，電腦斷層或磁振造影發現偶發瘤的機會較高，但不同於正子攝影，在電腦斷層或磁振造影發現的偶發瘤會是惡性的風險較低，大部份還是以良性居多。這種情況下發現偶發瘤，只要先安排超音波檢查，再根據超音波表現考慮是否要接受穿刺。

即使發現有結節，也不太需要擔心，大部份情況還是以良性居多。

電腦斷層（CT）

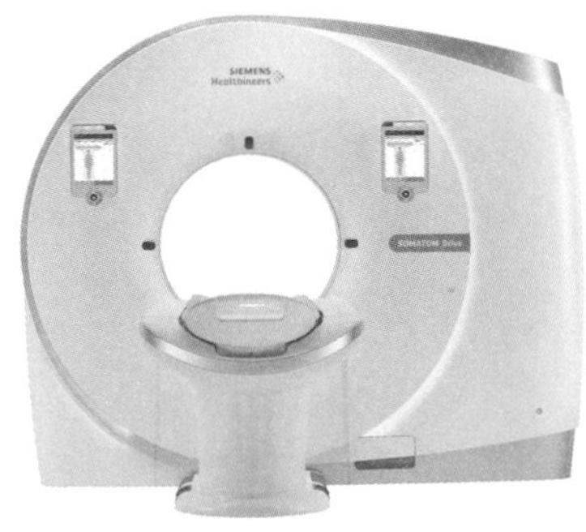

磁振造影（MRI）

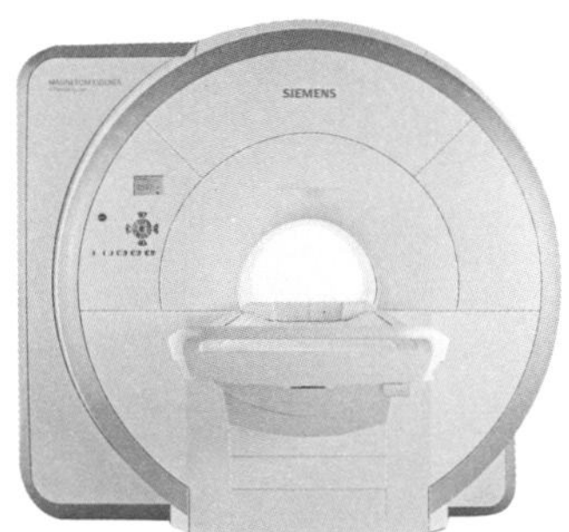

第三節

甲狀腺功能異常怎麼辦？

在前面的篇章提到，甲狀腺素就像是人體的電池，是維持正常身體運轉必須的賀爾蒙。分泌太多會引起亢進，分泌不夠就會導致低下，這些情形都有可能伴隨明顯臨床症狀，造成不舒服，而需要藥物治療。

甲狀腺亢進或低下，會有哪些常見症狀與可能成因？該怎麼判斷？

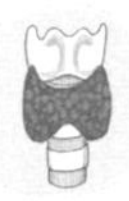

甲狀腺功能亢進的常見症狀

當甲狀腺分泌過多甲狀腺素，就會導致亢進。

常見心律不整、手抖、易燥熱、腹瀉

功能亢進的時候，會出現心悸（每分鐘超過 100 下）或者心律不整、手抖、臉部潮紅、覺得燥熱容易流汗或者是容易拉肚子，這些跟更年期症狀類似，所以要注意是否是因爲更年期所導致。

另外，睡眠品質會變差，很容易緊張焦慮，情緒不穩定，脾氣暴躁容易生氣。如果是準備懷孕，可能會有不孕、早產甚至是流產的狀況，常常也會出現月經不規則。

吃很多卻不易變胖、易骨質疏鬆、眼凸

亢進的人，可以大吃大喝，卻不容易變胖。這是因爲甲狀腺功能亢進，導致代謝變快，不管吃下多少東西都很容易被代謝掉，不是因爲體質好，天生不易胖。當功能控制好，如果再續繼大吃大喝，就很容易會變胖。

甲狀腺功能亢進的常見症狀

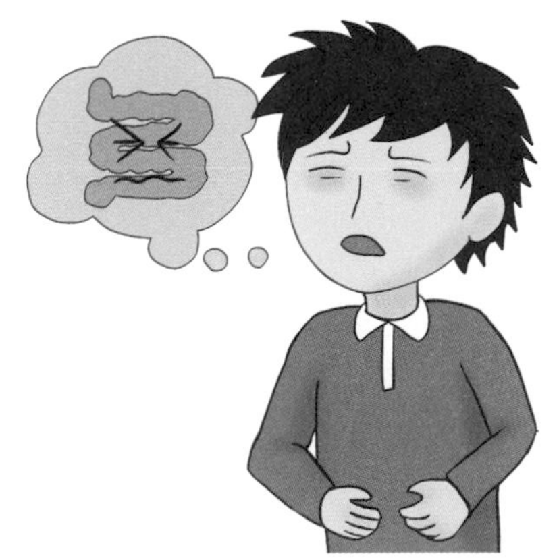

甲狀腺功能亢進易心律不整、易燥熱、腹瀉。

甲狀腺亢進

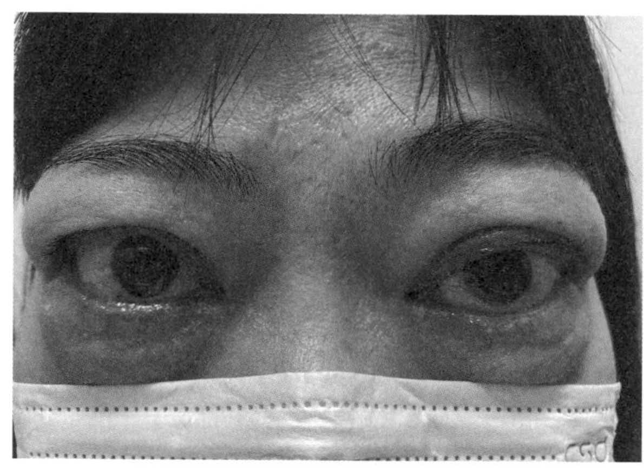

長期甲狀腺亢進可能會將眼球往外推。（圖片摘自《眼癒力》）

長期亢進也容易導致骨質疏鬆，甚至在眼睛周圍的肌肉會變肥厚，眼眶內脂肪會變多，這時候會把眼球往外推，看起來就像是金魚凸凸的眼睛一樣。

當身體長期處於亢進狀況而且不接受適當治療，有時候會發展成「**甲狀腺風暴**」，會引起高燒、呼吸急促、心跳加速、昏迷、噁心、嘔吐等現象，更嚴重的還會出現心臟衰竭、呼吸衰竭甚至多重器官衰竭進一步造成死亡，是一個死亡率很高的重症。

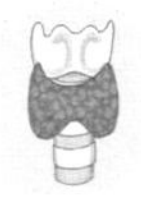

甲狀腺功能亢進的常見原因

自體免疫疾病引起

從小到大，我們都會接受許多疫苗，透過疫苗可以誘發體內產生抗體，幫助我們對抗許多疾病。有時候我們的免疫系統會發生狀

亢進脖子腫

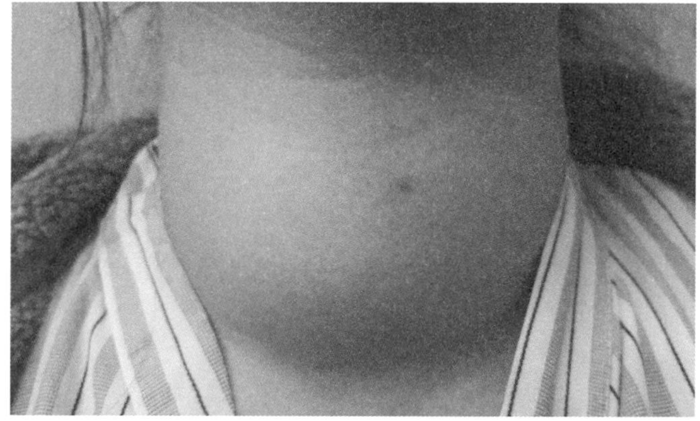

甲狀腺功能亢進患者脖子外觀有時候會明顯腫脹。

況，即使沒有外來刺激，身體也會自己產生異常抗體（自體抗體），而且還會去攻擊體內器官，這就是所謂的自體免疫疾病。

最常見引起甲狀腺功能亢進的自體免疫疾病是**葛瑞夫茲氏病**（Graves' disease）。體內會產生異常的促甲狀腺素受體抗體（TSH Receptor Antibody），抗體會攻擊甲狀腺，讓甲狀腺素持續分泌，也會造成整個甲狀腺瀰漫性腫大，病人脖子外觀會明顯腫脹。這種情況都必須長期吃藥控制甲狀腺功能。

少部份甲狀腺結節引起

大部份結節都不會造成甲狀腺功能異常，但少部份結節會持續產生額外的甲狀腺素，就有可能導致功能亢進。這個時候有個特別的名稱來形容這種甲狀腺結節——「毒性結節或熱結節」（如何診斷檢查可參考第三章的核醫檢查章節，請參見 P.96）。

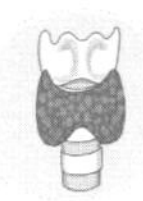

甲狀腺功能低下的常見症狀

當甲狀腺分泌甲狀腺素不足，就會變成低下。相較於電力滿滿的亢進，低下就是另一個極端，電力耗盡，生活上也會造成很多困擾跟症狀。

常常覺得很累又容易變胖

相較於亢進，低下的病人體重會增加，常常覺得很累，沒有動力做事情，心情上也比較容易憂鬱，有時候會跟憂鬱症搞混。這其實是甲狀腺素分泌不夠，讓代謝變差，沒有足夠的甲狀腺素維持動力，跟憂鬱症是不一樣的原因。

怕冷、心跳變慢、易便秘

比較怕冷、心跳會變慢、有便秘問題、皮膚會變乾、容易掉頭髮，此外，肌肉關節會無力或者是疼痛，女性也會出現月經不順甚至是受孕與懷孕都會受到影響。

黏液性水腫是甲狀腺功能低下很罕見但是非常致命的表現，通常會發生在長期未治療甲狀腺功能低下病人身上，會表現出意識變差甚至叫不醒，體溫一直很低覺得冷，也會影響到其他器官，一旦發生，都非常危險。

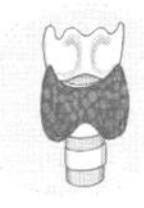

甲狀腺功能低下的常見原因

自體免疫疾病引起

自體免疫疾病除了會導致亢進外，也有機會導致功能低下。在甲狀腺最常見的是**橋本氏甲狀腺炎**（Hashimoto Thyroiditis），體內會產生過多的甲狀腺過氧化酶抗體（Anti-Thyroid Peroxidase Antibody）攻擊甲狀腺。

不過橋本氏甲狀腺炎疾病進展，一開始因爲破壞甲狀腺組織讓甲狀腺素釋出，可能會導致功能亢進，隨著破壞越來越嚴重，最終才會導致甲狀腺功能低下。

結節開刀治療後引起

只有少部份結節會引起亢進，大部份結節，不管良惡性，幾乎都不會引起功能低下的問題；但是**良惡性結節開刀治療後，會面臨到甲狀腺功能低下的風險**。

傳統手術後傷口

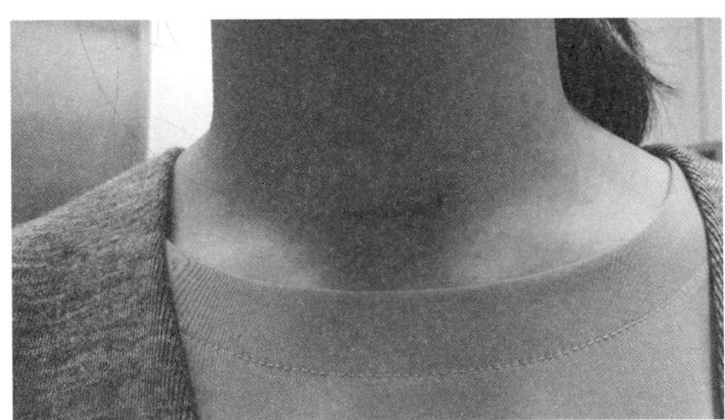

良惡性結節開刀治療後，會面臨到甲狀腺功能低下的風險。

惡性結節只有少部份情況下會考慮單邊切除，大部份都是將兩側甲狀腺切除，視情況考慮後續碘 131 治療。這種情況下，甲狀腺功能低下是一定會發生。

良性結節大多選擇局部切除，但還是可能會有功能低下的風險，所以手術後還是要檢查功能是否有受到影響。

有些藥物也會影響甲狀腺功能，像是治療心律不整的臟得樂錠（Cordarone®）或者是穩定情緒的鋰鹽，所以也必須評估目前是否有在服用相關藥物而導致功能異常。

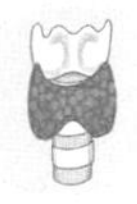

功能異常時一定要找原因

當抽血發現功能異常，不論是亢進或者是低下，都要檢查是哪種原因所造成，上述已經跟大家介紹常見引起甲狀腺功能異常的原因，至於一些比較罕見的情形就不在本書討論的範圍。

有功能異常≠一定要吃藥

抽血已經發現異常，也找到造成原因，但是**沒有出現**上面所提到任何不舒服的臨床症狀，這種情況被稱作「**亞臨床**」功能亢進或低下。這種情況不用急著用藥，可以先定期抽血追蹤，並且搭配生活以及飲食上的調整。

有功能異常＋明顯臨床症狀＝使用藥物治療

抽血已經有明顯異常而且也產生上面所提的各式臨床症狀，就必須要與醫師配合，開始使用藥物治療。絕對不可以放著不理，前面已經提過**嚴重的亢進跟低下是可能會導致生命危險，絕對不可以輕忽。**

通常都要花一段時間才能找到最適合的劑量，所以必須跟醫師配合，每次回診醫師會根據抽血狀況以及症狀是否有改善，調整藥物劑量；找到最適合劑量後，之後就需要長時間服用藥物，在沒有醫師的指示下，絕對不可以自行停藥。當需要使用藥物治療時，會建議要找新陳代謝科／內分泌科醫師協助。

甲狀腺結節不管是良惡性，都不太會引起功能上的問題，甲狀腺功能都會是正常爲主。如果出現功能異常，一定要做相關檢查，找出造成原因；有異常不代表一定要吃藥治療，要再評估是否引起臨床不舒服的症狀。

整個檢查治療過程需要花費一些時間，必須與醫師配合，才能找到最適合自己的處理方式。所以千萬不要心急，好好跟醫師合作，讓自己找到與甲狀腺和平共處的模式。

Part

2

甲狀腺結節是什麼？
認識甲狀腺結節

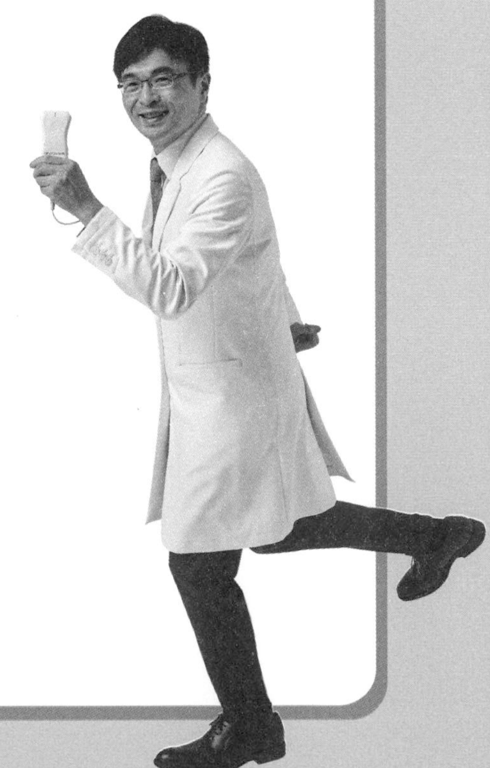

第一節

甲狀腺結節對人體的影響爲何？有甲狀腺結節該怎麼辦？

結節很常見，但不可怕，知道如何檢查，選擇適合的處理方式，正確勇敢面對結節問題。

[案例]

35 歲吳小姐走入診間，表情焦慮，剛坐定，就瞄到她脖子右邊有點突出。

「公司體檢說我脖子有點大，懷疑是甲狀腺結節。可是我沒有任何症狀，也不會不舒服，脖子也摸不到有什麼異常。」「會是惡性嗎？要馬上開刀嗎？我這麼年輕，為什麼有這個問題？」

還來不及開口，吳小姐就非常緊張把所有問題一股腦丟出來。

「先不用擔心，結節是很常見的問題，大部份都是良性，很常在體檢意外發現。先安排檢查，等結果出來，會進一步跟您討論後續處理方式。」

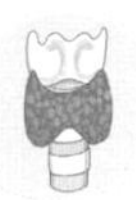

甲狀腺結節：甲狀腺細胞不正常變多

甲狀腺結節在門診是很常見的問題，形成原因很複雜，簡單來說，可以當作**甲狀腺細胞不正常變多，就會形成所謂的「結節」**。

利用超音波檢查，許多人可以被找到至少一顆大小不一的結節。以筆者自己在教學醫院工作的經驗，因爲教學的需要，會指導學生做頸部超音波，常常在 20 出頭的學生身上發現有結節的狀況，甚至也曾經發現過惡性的結節。

隨著年紀增長，發生的機會會上升，女性又遠比男性更容易有結節問題，女性發生比率是男性的 3 倍，女性與年紀大是甲狀腺結節好發的族群。幸好，**超過九成以上，都是良性。即使是惡性，九成以上都是治療效果非常好的類型**。

最常見的症狀是「沒有症狀」

許多有結節的病人來門診第一句話常常是說：我有甲狀腺結節，爲什麼都沒有任何症狀。「沒有症狀」是甲狀腺結節最常見的症狀，即使是惡性也是如此。很多都是在體檢或者是接受其他影像檢查時，意外發現有結節問題。

外觀問題或壓迫症狀是兩大主要症狀。

當結節慢慢長大，會被注意到**脖子左右不對稱**。女性峽部如果長結節，外觀就會像男生有喉結一樣。

剛開始在講話或吞口水，會發現**隱約有東西在脖子上滑動**。等到越長越大，**脖子就會有一顆像鳥蛋或者是雞蛋大小的腫塊**。如果放任不管，甚至會長到很大，造成外觀上的困擾。

有些人會抱怨**在吞東西或者是吃一些比較硬的食物，會覺得卡卡，吞的不順**；或者在**脖子轉到某個角度，會覺得有異物感，好像有壓迫感覺**。臨床實務上，有不少病人是被發現有甲狀腺結節後才開始有這些壓迫症狀，其實很多都是心理作用所導致。

大部份結節並不會對甲狀腺功能產生影響，**少數**會製造過量甲狀腺素**導致功能亢進** (參考甲狀腺核醫檢查章節，請參見 P.106)。

如果是惡性結節，當侵犯到喉返神經，會產生**聲音沙啞甚至喝水容易嗆到**。有些因爲淋巴結轉移，**會在兩側脖子摸到不正常硬塊。這些都屬於比較嚴重的情形**，不過相對少見，不用太擔心。

外觀問題

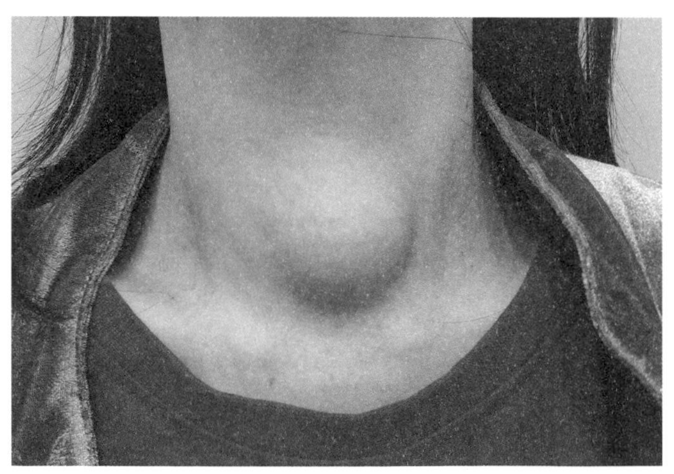

當結節變大，可能會引起外觀問題或壓迫症狀。

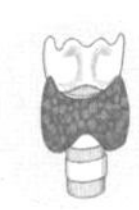

懷疑有結節，先檢查再選擇處理方式

三大基本檢查方法

超音波、抽血、穿刺爲結節三大基本檢查。有或者是懷疑有結節，建議先做超音波評估大小形狀，同時抽血了解甲狀腺功能。

根據超音波表現考慮安排細針穿刺檢查。什麼情況建議要接受穿刺，請參考後面的篇章。

如果是**惡性結節，外科手術切除是主要處理方式**。但絕大多數結節都是良性，不用急著接受開刀切除。

一般常見的處理方式有：

➲ 定期超音波追蹤

結節如果沒有任何症狀，可以考慮超音波追蹤。良性結節轉變成惡性機會較低，只要規則每半年或一年回診接受超音波檢查，有任何變化，都有機會利用超音波及早發現。

可攜式超音波

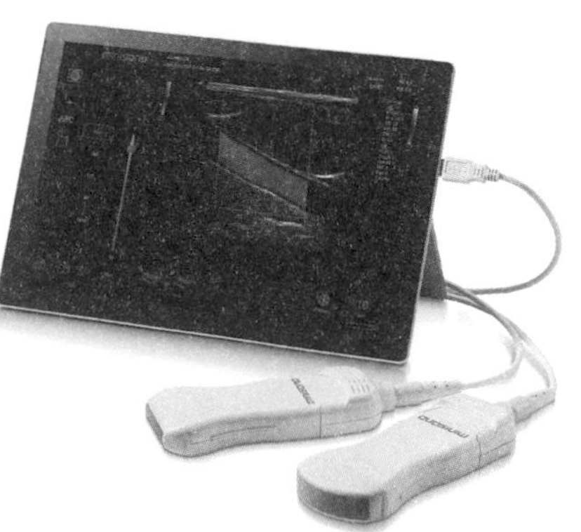

➲ 服用甲狀腺素控制

服用甲狀腺素有機會抑制結節長大，但需要注意可能的藥物副作用，是否要接受藥物治療，必須與醫師詳細討論。

➲ 外科手術切除

如果結節已經造成生活上困擾或者是擔心惡性可能，可以選擇外科手術，考慮一邊或兩邊切除；但手術後會有需要終身補充甲狀腺素的風險。

➲ 其他處理方式

海扶刀

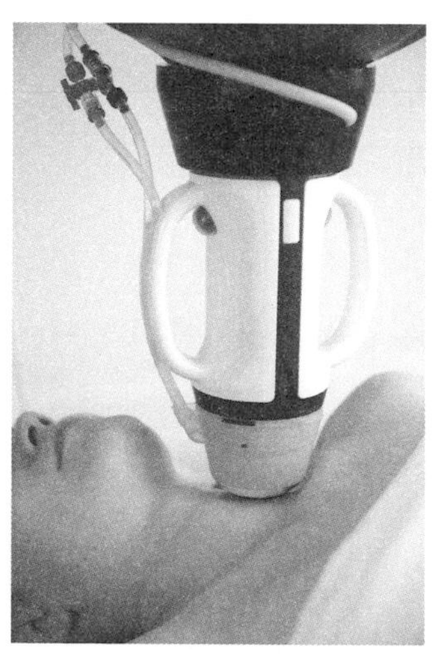

其他處理方式像是射頻燒灼消融手術或聚焦消融手術（又稱海扶刀），不像外科切除手術需要把正常甲狀腺也切除，只需處理結節部份，可以幫助緩解或消除外觀問題或壓迫症狀的困擾，是處理結節較新的治療方式。

各種處理方式有何優缺點，會在其他章節詳細介紹。

甲狀腺結節三大檢查

第二節

孕期的甲狀腺結節問題

懷孕是女性一生當中可能面臨的狀況。懷孕過程中，身體會產生許多變化，這些改變會影響甲狀腺結節嗎？會讓甲狀腺長出新的結節嗎？還有萬一是惡性該怎麼辦？過去如果有甲狀腺癌，療程結束後再懷孕，會增加復發機率嗎？

懷孕確實會對甲狀腺結節產生影響，但絕大部份都不會導致明顯的症狀，只要好好與醫師配合，不用因為懷孕而特別擔心結節問題。

［案例］

30 歲黃小姐發現自己懷孕了，家人都很開心。但是黃小姐之前有甲狀腺結節問題追蹤很多年，很擔心懷孕會不會讓結節狀況惡化，甚至是變成惡性，所以來到門診諮詢後續處理方式。

黃小姐說：「網路上有些病友分享，懷孕後發現結節會變大，這是真的嗎？有沒有可能變成惡性呢？」

「確實有些結節會受到懷孕過程賀爾蒙變化刺激變大，但是大部份都不會大得太誇張。至於良性結節不會因為懷孕而變成惡性。」

黃小姐又問到，「現在懷孕了，我要怎麼檢查結節有沒有變化?」

「只要使用超音波追蹤就好。而且超音波沒有任何輻射線，不會對胎兒有任何影響。」

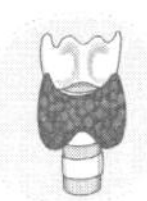

孕期新長出的結節多半屬良性

不到 1 / 5 的準媽咪會在懷孕過程中發現長出「新」的結節，懷孕次數越多越容易長，三胎內機率依舊小於 1 / 5。

如果在第一孕期發現新的結節，在後續孕期追蹤過程中，有 10 至 20％機會可能會再發現新的結節；即使會長出新的結節，但很少會引起像是外觀問題或者是壓迫症狀，而且幾乎都是良性，所以其實不用過於擔心。

懷孕過程超過半數的結節會變大

超過半數（約 60％）的結節在懷孕過程中會變大，體積可能大到兩倍。但有研究顯示在產後三個月，結節有機會恢復到第一孕期的大小，不過沒有明顯證據顯示，原本良性的結節會因為懷孕轉變成惡性，變大可能是因為懷孕過程中賀爾蒙改變所導致。

不需要因為變大而產生不必要的心理壓力。不過臨床上偶爾會遇到病患覺得懷孕過程中結節明顯變大，即使生完也沒有縮小，甚至也導致外觀問題或壓迫症狀，這時候就可以在產後考慮處理。

提醒準備懷孕的女性，如果有甲狀腺功能異常，在懷孕前必須接受治療，矯正甲狀腺功能到正常範圍，避免因為孕期中賀爾蒙變化，而讓原本異常的甲狀腺功能更惡化。

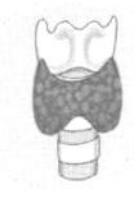

孕期檢查結節的方式

懷孕確實會對甲狀腺結節產生影響，但絕大部份都不會讓症狀惡化。所以即使有結節問題，也不用因爲懷孕而特別擔心，只需要記得用超音波追蹤，確實與醫師配合，不需要在孕期中特別擔心結節問題。

超音波、抽血及穿刺檢查

➲ 超音波檢查

超音波沒有任何輻射線，對孕婦以及胎兒幾乎不會有任何影響。產檢過程也都是利用超音波評估胎兒狀況，如果已經有甲狀腺結節問題，在懷孕過程中也可以放心利用超音波追蹤，如果過去沒有任何甲狀腺結節問題，也不需要特別安排超音波檢查評估。如果沒有特殊狀況（像是本來就診斷惡性或者是突然變大），可以考慮六個月追蹤一次就好，大概在孕期中安排一次檢查就好，不需要頻繁接受檢查。

➲ 抽血檢查

如果懷孕前甲狀腺功能是正常，就不需要特別抽血檢驗。因爲懷孕過程甲狀腺功能會因爲體內賀爾蒙改變而受影響，甚至會有暫時性甲狀腺機能亢進，這跟結節沒有太大關係，所以不用太擔心。

➲ 穿刺檢查

穿刺不會影響胎兒，即使懷孕過程中接受穿刺也不用擔心。最常見惡性是甲狀腺乳突癌，進展通常很慢，所以在孕期中，除非結節出現明顯變化，像是快速長大甚至是脖子出現異常淋巴結，不然可以等到孕期結束後，再考慮接受穿刺檢查。

不過要特別注意：**懷孕過程中絕對不可以接受任何有輻射性的核醫科檢查，像是甲狀腺核醫掃描**。

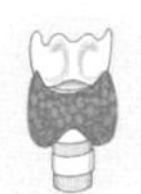

孕期仍有機會長出新的惡性結節

前面有提到，大部份長出來的結節都是良性，但還是少部份人

孕期檢查方式

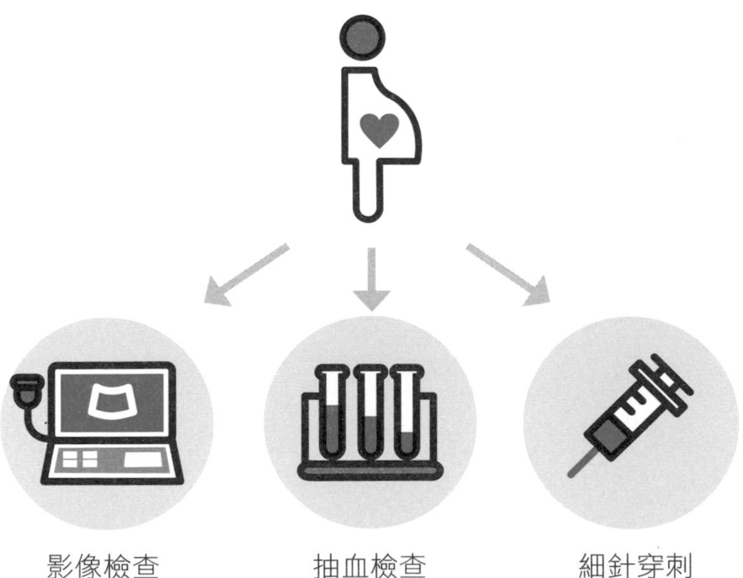

會在懷孕過程中發現「新的甲狀腺癌」，大約每 10 萬人有 14 人會是惡性，而且絕大部份是在生產完一年內發現，不過，即使是惡性，除非情況不允許，通常還是可以等待生產完再處理。若懷孕結束後，仍有擔心，也可以考慮用超音波檢查。

惡性結節建議於第二孕期或產後再處理

開刀目前還是治療惡性結節的主要方式。如果真的在孕期發現惡性結節，先不用急著開刀，需要由醫師評估整體狀況。

- **如果在 24 周前發現惡性結節 (如乳突癌或是濾泡癌) 有明顯變大或者是出現頸部淋巴結轉移**：必須考慮開刀處理。建議在第二孕期接受手術，可以減少孕婦及胎兒相關併發症。
- **如果追蹤過程中，惡性結節都穩定沒變化或是在懷孕後半期才發現新的惡性結節（如乳突癌或是濾泡癌）**：建議可以等到生產完後再接受手術治療。
- **如果是較少見的髓質癌或惡性度很高的未分化癌**：建議在孕期中就接受手術處理，最適當的時機也是第二孕期，不適合等到生產後再開刀。不過這是非常罕見的情形，不用太過擔心。

懷孕會影響甲狀腺結節嗎？

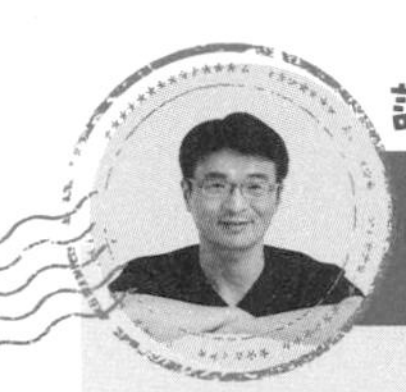

請．教．醫．師

懷孕會讓治療完的甲狀腺癌復發嗎？

已經**接受過完整治療**，影像檢查以及抽血數據都沒有任何證據顯示有剩餘或復發腫瘤的情況下，**懷孕並不會增加復發的風險**。所以癌症病友**懷孕前都沒有復發**狀況，懷孕就不用太擔心。

有**接受過放射線碘治療**，須等待**至少六個月**後才適合懷孕，詳細情形要跟醫 師後討論再決定。

如果**懷孕前就已經有復發跡象，整個孕期就要利用超音波追蹤**，原則上 3 到 6 個 月追蹤即可。

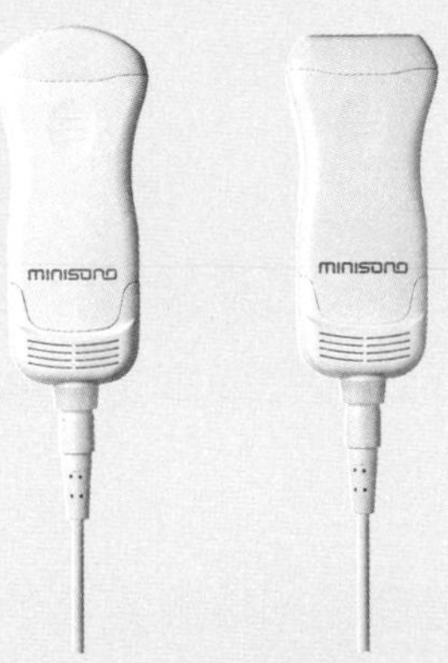

懷孕前就已經有復發跡象，整個孕期就要利用超音波追蹤。

第三節

兒童期的甲狀腺結節

小朋友或青少年不是大人縮小版，在甲狀腺結節甚至是甲狀腺癌都有完全不同於成人的表現。雖然結節在這個族群相對不常見，不過一旦有結節，惡性機率遠高於成年人。

雖然未成年人甲狀腺癌發現時會比成年人嚴重，但接受完整治療後，預後還是不錯。所以小朋友有結節絕對不可以輕忽，必須做檢查、定期追蹤，才不會忽略可能癌症的情況。

[案例]

15 歲的小涵沒日沒夜準備會考，媽媽卻意外發現她的脖子上有一個輕微突出的腫塊，因為媽媽自己有甲狀腺結節追蹤很多年，很擔心小涵是不是有同樣的問題。

檢查結果發現，小涵也有一顆甲狀腺結節，幸好，外觀形狀沒有明顯惡性表現，應該可以先定期追蹤就好。

媽媽一聽到小涵也有結節，眼淚就撲簌的流個不停，自責的說：「是不是我的結節問題遺傳給小涵？聽說壓力大也會導致結節產生，是不是我給她太大壓力造成的？不然為什麼會這麼小就有結節？」

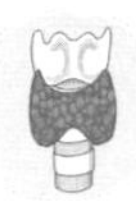

兒童甲狀腺結節相對少見

甲狀腺結節在成人是很常見的問題，有些研究顯示，利用超音波檢查會發現超過一半以上，都可以發現有大小不一的結節問題。

但小於 18 歲的未成年人，比例明顯降低，一樣用超音波檢查，大概只有 1 到 5%的人被發現有結節問題。

孩子有結節，父母無須自責

大部份未成年人的結節跟成人一樣，不會引起明顯的臨床症狀，像是外觀問題或者是壓迫症狀，通常都是做其他檢查時意外發現有結節問題。

每個孩子都是父母心中的寶貝，當聽到孩子有甲狀腺結節，對父母來說是很大的壓力。目前對於甲狀腺結節成因並沒有明確的致病機轉，家長無須自責是否是因為本身有結節遺傳給小孩，或者是給孩子太大壓力而導致結節產生。這些其實是迷思，沒有任何證據支持這些說法。

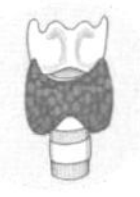

超音波檢查為首要

跟成年人甲狀腺結節一樣，先利用超音波評估，有需要再接受穿刺檢查。因為未成年人惡性比例較高，超音波檢查時，要特別留意是否有疑似惡性表現，才能及早診斷惡性。

兒童結節檢查

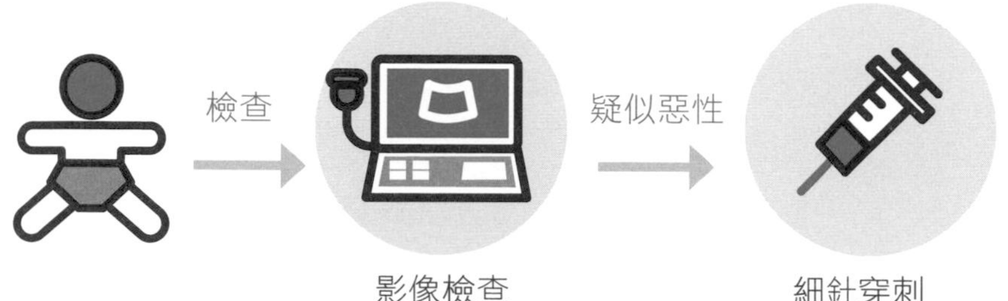

未成年甲狀腺結節有幾項特點：

惡性結節機會比成年人高

成人的甲狀腺結節大概只有 5%會是惡性，但是未成年人會是惡性比例遠高於成年人，一般來說，20 到 25%的結節會是惡性。根據國民健康署公佈的癌症登記資料，小於 10 歲以下非常少見有甲狀腺癌的狀況，通常集中在 10 到 18 歲這個年齡層。

在成年人熱結節會是惡性機會很低，但是**在未成年人有 30%機會熱結節會是惡性**。

容易轉移，也容易復發

未成年人如果是甲狀腺癌通常會伴隨較嚴重的表現，**會有更高的比例會出現脖子淋巴結轉移，甚至會有遠端肺轉移**。

成年人甲狀腺癌通常有 30 到 40％會有脖子淋巴結轉移，但是未成年人高達 60 到 80％會有轉移。遠端轉移常見在骨頭或者是肺部，成年人有 2 到 14％會出現遠端轉移，但未成年人會有 20 到 25％會出現遠端轉移，而且幾乎都是在肺部，骨頭轉移相對少見。**即使治療完，復發機率（約 40%）也遠高於成年人（約 20%）**。

治療效果及預後良好

即使未成年人的甲狀腺癌容易轉移復發，但治療效果以及預後並不會比較差，因爲甲狀腺癌而去世的病人非常少。

根據美國監測、流行病學和最終結果（Surveillance, Epidemiology and End Results，SEER）計畫資料，收納 1753 位未成年甲狀腺癌追蹤超過 30 年的結果發現，最常見的甲狀腺乳突癌治療後 5、15 以及 30 年存活率分別爲 98、97 以及 91％；第二常見的濾泡癌也有類似的存活率。

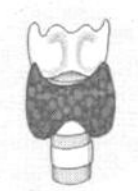

兒童常見惡性甲狀腺癌類型

根據國民健康署公告的最新 2018 年癌症登記資料，當年度 19 歲以下，被新診斷爲甲狀腺癌總共是 47 位，而且年齡都介於 10 歲到 19 歲之間，占全年度新診斷甲狀腺癌 1.06％。女生（38 ／ 47）比例遠高於男生（9 ／ 47）。

分化型甲狀腺癌（乳突癌以及濾泡癌）

與成人甲狀腺癌類型類似，未成年甲狀腺癌幾乎都是分化型甲狀腺癌，**以乳突癌爲最爲常見，其次是濾泡癌**。以台灣 2018 年本土資料來看，也符合世界趨勢，未成年人甲狀腺癌幾乎都是分化型甲狀腺癌。

髓質癌

髓質癌不管在成年人或未成年人都極爲罕見，2018 年台灣沒有任何個案發生在未成年人。但目前**髓質癌是被證實有很高比例會有遺傳表現，所以父母親任何一人被診斷爲髓質癌，會建議子女進行基因檢測**。

如果第 10 對染色體上的 RET（rearranged during transfection）基因突變，會建議對子女也進行基因檢測，如果同時也有 RET 基因突變，以後發展成髓質癌機率會很高。

即使甲狀腺還沒有發現異狀，也必須定期接受超音波檢查，抽血檢驗降鈣素（calcitonin) 是否異常升高，如果有異常，就可以考慮接受預防性甲狀腺切除手術。

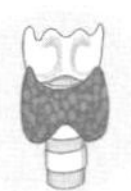

兒童甲狀腺結節的治療

跟成年人治療方式相同，各種不同治療方式在後面有詳細介紹。

惡性甲狀腺結節

必須接受外科切除，甚至需要接受碘 131 治療。

良性甲狀腺結節

應視是否有引起外觀問題或者是壓迫症狀，如果沒有，可先以超音波追蹤；如果已經引起症狀，則可考慮外科切除或者是目前有許多非手術治療方式可以選擇。

兒童惡性甲狀腺結節治療

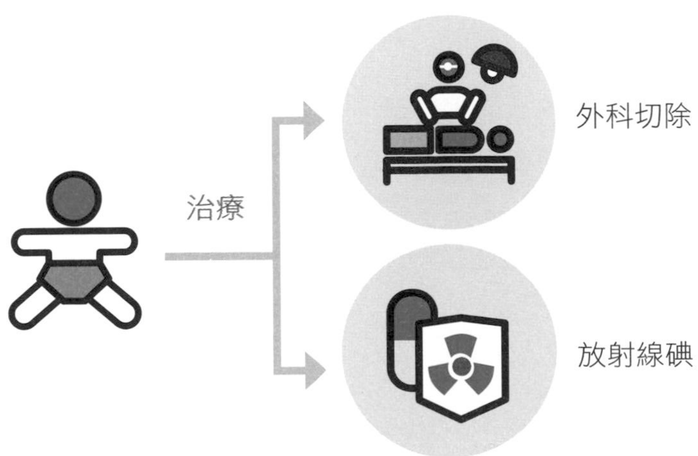

第四節

有甲狀腺結節，要看哪一科醫師？

有甲狀腺結節，許多科別的醫師都可以提供協助，不管看哪一科，都必須安排超音波檢查；理想情況是看診跟執行超音波都是同一位醫師，儘量避免一直換醫院追蹤檢查，這樣會讓醫師無法比較結節變化。

［案例］

55 歲游小姐最近被懷疑有甲狀腺結節至醫院檢查。好不容易請假準備看診，門診表上卻找不到任何一科叫「甲狀腺科」。

甲狀腺結節問題很多科的醫師都能處理。除了少數情況外，台灣大部份醫院，並沒有特別將甲狀腺問題獨立出來開設門診。到底該掛哪一科呢？

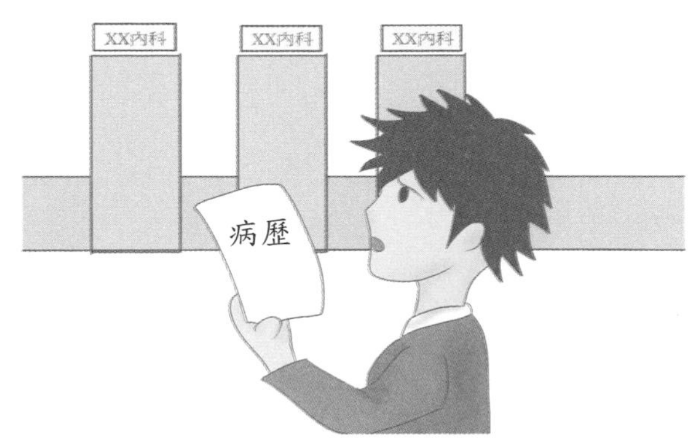

有甲狀腺結節，要看哪一科醫師？

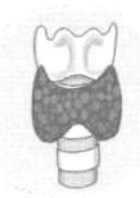

新陳代謝科／內分泌科

內科系醫師中，新陳代謝科／內分泌醫師除了專長糖尿病控制外，也專精各式內分泌問題包含甲狀腺處理。**大部份甲狀腺結節不會引起功能異常問題，所以不太需要服用藥物來控制。**

如果有甲狀腺功能異常，不管是亢進或者是低下，且產生不舒服的症狀，**就要考慮接受藥物治療**，讓功能回復到正常，並減輕相關症狀。

如果需要使用藥物來控制甲狀腺功能異常（不論是低下或亢進），這些藥物對人體可能會產生不同的副作用，會建議找新陳代謝科／內分泌科醫師處理。只要跟醫師配合，都可以得到不錯的治療效果而且能避免不必要的藥物副作用。

在甲狀腺結節處理方面，許多新陳代謝科／內分泌醫師都會親自執行超音波跟穿刺，可以提供病患相關幫助。

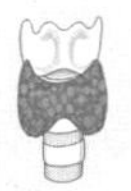

外科（耳鼻喉科、一般外科、內分泌外科）

外科系處理甲狀腺結節主要治療方式是以切除手術爲主，如果有開刀的需求，可以諮詢耳鼻喉科、一般外科或者是內分泌外科。

由於外科手術進步，現在有越來越多不同開刀方式，不管是傳統手術、內視鏡甚至是機器人手臂，目前在國內都已經發展成熟。不管選擇哪種開刀方式，記得要停看聽，好好跟醫師討論，不一定要追求最貴的治療方式，重點是要選擇最適合自己狀況的方式。

如果不願意開刀，外科醫師大都會建議利用超音波定期追蹤。許多外科醫師也會親自操作超音波跟穿刺。

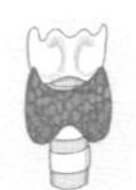

放射科（醫學影像科）

結節往下長到胸腔裡面會被胸骨擋住，或者是會往上、往深部生長，這些區域都是超音波的死角，無法透過超音波檢查完整評估結節範圍，這個時候可以考慮接受電腦斷層（CT），才能評估結節生長狀況與範圍。

超音波檢查跟電腦斷層判讀都是放射科醫師日常工作，許多醫院如果不是由看診醫師本人執行檢查，大都會安排到放射科接受超音波檢查。

當有需要接受電腦斷層時，放射科醫師也會根據影像結果詳細描述甲狀腺結節影響範圍，讓開立檢查醫師知道結節狀況。

當有需要作細針穿刺，有經驗的放射科醫師也都可以安全有效的完成檢查。

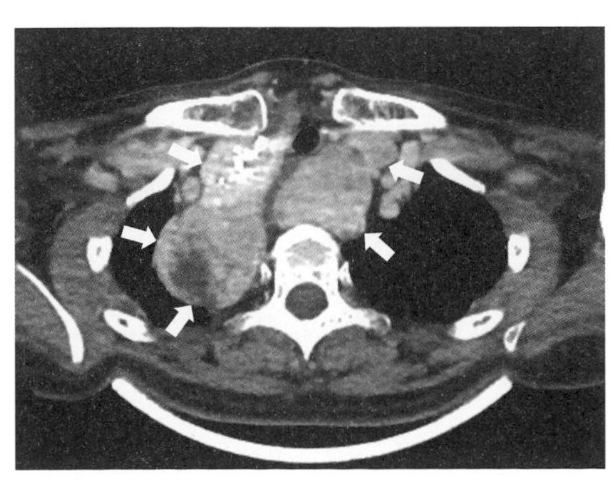

利用電腦斷層評估甲狀腺結節範圍。箭頭所指為甲狀腺結節，已經長到胸腔裡面。

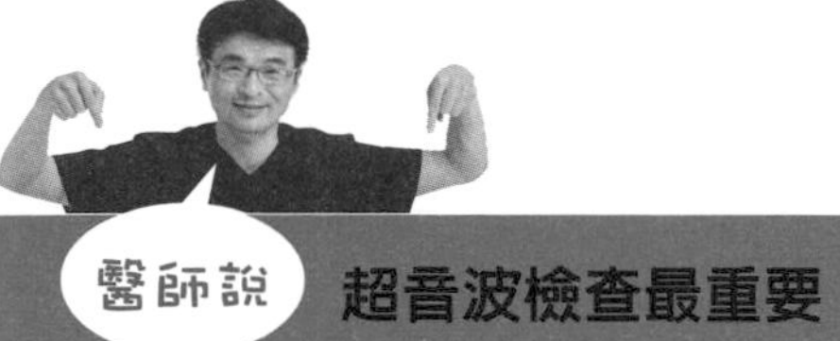

醫師說 超音波檢查最重要！

懷疑有甲狀腺結節，一定要接受超音波檢查。不管看哪一科醫師，最少都必須安排一次超音波檢查。超音波沒有任何輻射線曝露的問題，即使孕婦兒童都不會受到影響，是非常安全的檢查。

最理想的情況是看診醫師同時執行超音波檢查，而且病人都在同一個醫師門診追蹤，這樣才能觀察結節系列變化。

但是許多醫師在門診不會只有處理甲狀腺結節問題，而且超音波檢查需要花費一些時間，很難在看診同時也一起做超音波檢查，通常門診醫師會開立超音波檢查單，請病人另外約檢查時間。除了醫師外，經過專業訓練的醫事放射師也具有執行超音波的資格。

所以臨床上常常會出現，負責看診醫師跟做超音波檢查人員是不同人，甚至每次超音波都由不同人來做。超音波檢查不同於其他影像檢查，必須依靠執行檢查人員經驗找出病灶，發現可疑的部份，將影像紀錄，留給看診醫師參考。

Tips 醫師這麼說

超音波雖然方便，但操作者的經驗會影響判讀結果。對於典型良性或者是惡性的超音波表現，接受過專業訓練的醫療人員都可以正確的判讀；但是對於一些細微的變化，就比較會有疏漏狀況。以目前台灣忙碌的醫療環境，看診醫師很難在診間同時幫病人直接做超音波。固定在同家醫院接受檢查，讓醫師有機會觀察結節是否有變化，有問題才能早日發現。

Part
3

一次搞懂
甲狀腺結節所有檢查！

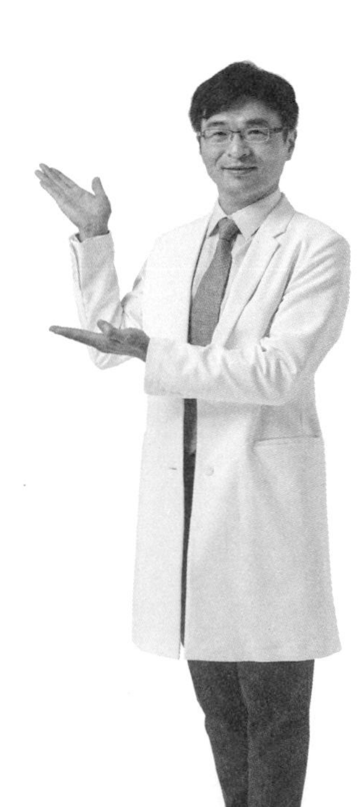

第一節

甲狀腺超音波——不只量大小，還要看形狀！

對於有結節或者疑似有結節的病人，超音波是基本而重要的檢查。結節有多大？是每個有結節病人首要關心問題。除了關心大小之外，結節形狀是否有疑似惡性表現，是更重要的評估重點。

［案例］

30 歲陳小姐在診間抱怨：「為什麼每次回診都要安排超音波？沒有其他更快的檢查可以評估嗎？而且一直做超音波會不會傷身體，有輻射線嗎？」

醫師：「超音波沒有輻射線的問題，即使對孕婦來說風險也很低，所以不用擔心。觸診雖然簡單方便，不過對於一些較小或者是較深的結節，光用手檢查是不夠的。」

陳小姐不以為然的說：「小的結節應該還好吧？不是越大越危險嗎？」

醫師：「小的結節也有可能是惡性，最重要的判讀標準除了大小之外，形狀也是重要指標。如果邊緣不規則，即使結節不大，也要擔心惡性風險，必須安排進一步檢查。」

陳小姐吃驚的表示：「原來結節不能只有看大小，形狀原來也是一個很重要的評估標準。」

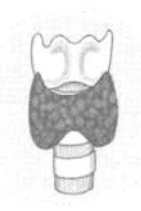

超音波——基本而重要的檢查

對於有結節或者疑似有結節的病人，超音波是**基本而重要的檢查**。相較於其他影像檢查，超音波**沒有輻射暴露的風險**，即使是孕婦或者兒童都可以安心接受檢查，而且機器取得相對方便，如果時間設備允許，醫師甚至可以在診間直接爲病人進行檢查，及時評估結節狀況。

超音波偵測結節的敏感度很高，結節只要 0.1 公分以上，幾乎都可以被發現。超音波檢查最大的挑戰是**操作者的經驗**，如何找出有問題的結節必須仰賴經驗的累積，操作者與判讀者如果不是同一位，有時候可能出現判讀上的誤差。

但如前面所述，如果醫師看診要同時執行超音波檢查有困難，建議選擇一家醫療院所固定追蹤，這樣看診醫師才能明確掌握結節大小或形狀是否發生變化，才能跟病友討論適當的處理方式。

超音波檢查

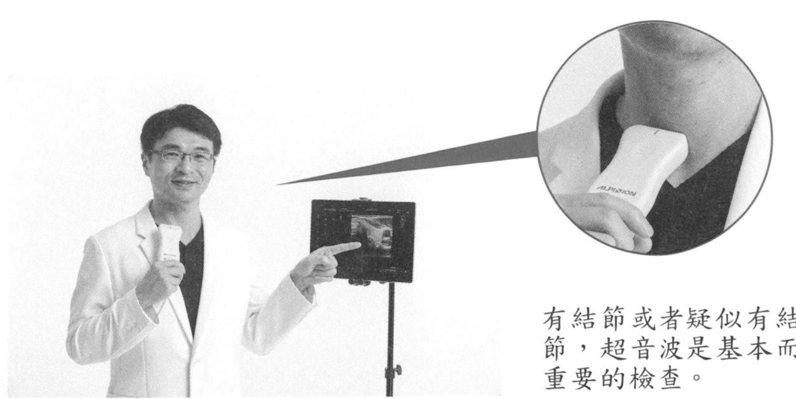

有結節或者疑似有結節，超音波是基本而重要的檢查。

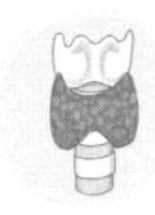

超音波檢查兩大重點：量大小、看形狀

量結節長寬高與體積大小

結節有多大？是每個有結節的病人首要關心問題，也是最容易被量化的指標。結節是一個 3D 立體構造，但超音波只能選取某個 2D 平面測量大小，比較客觀的方式是同時測量結節長寬高並計算出體積。

但臨床上較常紀錄結節**最大面積平面**的長度與寬度，如果測量者不一樣或者是選取平面不一樣（橫切面或縱切面），都會產生測量誤差，很容易讓人誤以爲結節變大或者是縮小。

結節大小示意圖

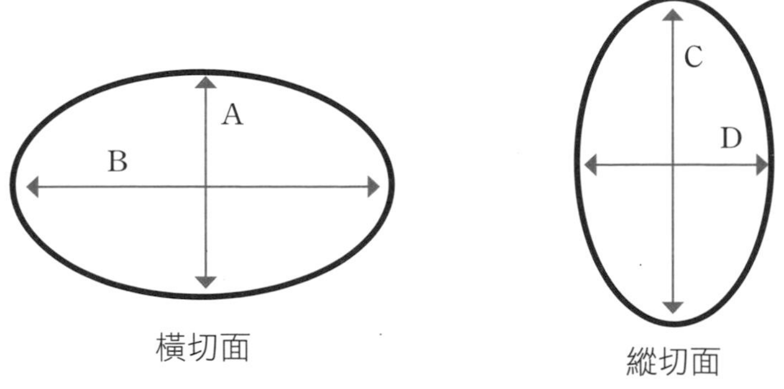

同一顆結節，選取平面不一樣，測量上會有很大誤差。

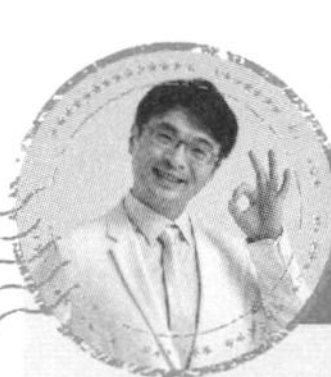

請.教.醫.師

什麼情況才能稱做「結節變大」？

可依循 2 — 2 — 5 法則，符合以下其中一點才能說是**結節變大**，而不是人為測量誤差所導致的結果。

❶ 在兩個不同方向都量到有 20%的差距，而且必須大於 0.2 公分。

❷ **體積要多 50%**。

看結節形狀及內部成份構造

超音波除了可以測量結節大小之外，更重要的是評估結節形狀以及內部成份構造。

結節形狀示意圖

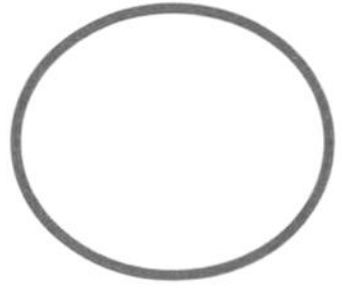

A 結節

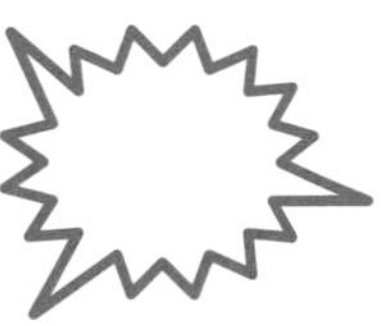

B 結節

AB 大小一樣，哪個惡性機會高？答案：B，因為形狀不規則。

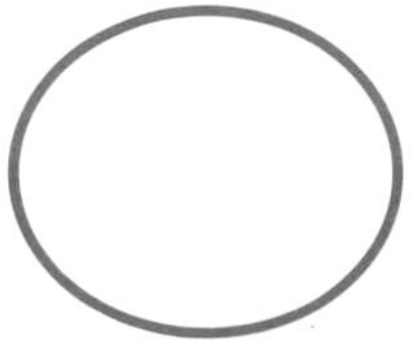

A 結節

B 結節

A 比 B 大，哪個惡性機會高？答案：B，因為形狀不規則。

➲ 結節回音表現：等回音、低回音、高回音、無回音

透過檢查探頭發射出超音波，當遇到物體後會產生反彈的音波，根據反彈音波的強度，可以把病灶區分爲不同的回音表現。

在甲狀腺部份，會以正常甲狀腺爲標準，當結節內部回音比正常甲狀腺低，稱之爲「低回音」結節，反之則是「高回音」結節；如果一樣則是「等回音」結節；「無回音」通常是表現在囊腫（水泡）。

如果是**「低回音」實質結節**，會再進一步根據大小以及形狀來決定是否接受細針穿刺檢查。

➲ 結節形狀以及內部構造

2015 年美國甲狀腺協會公佈高度疑似惡性超音波表現，具有其中一項表現，70 ～ 90％機率可能會是惡性，必須考慮進一步檢查。

超音波疑似表現

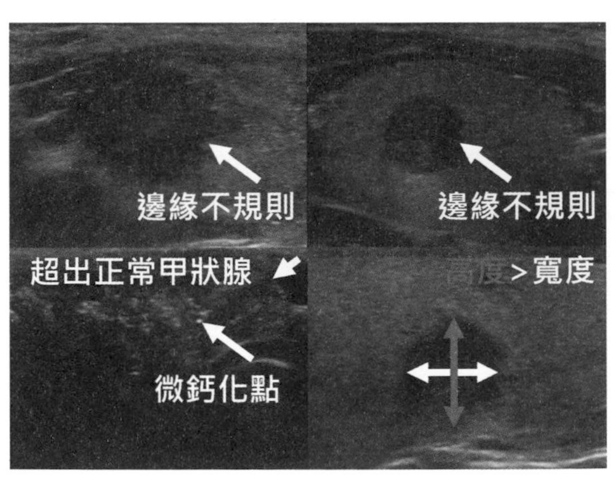

超音波疑似惡性表現圖示。

結節超音波疑似表現示意圖

實質性低回音結節且具備以下任何一表現要考慮穿刺。

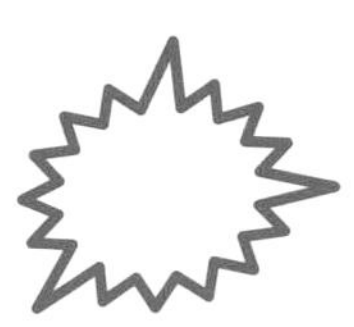

邊緣不規則

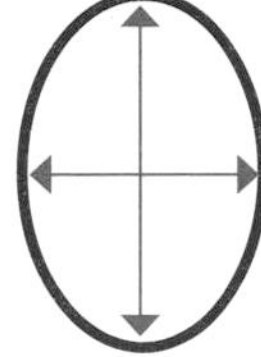

高度 > 寬度

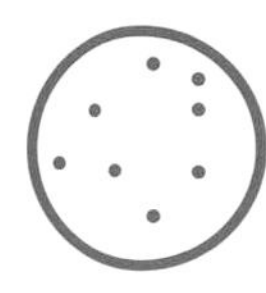

微鈣化

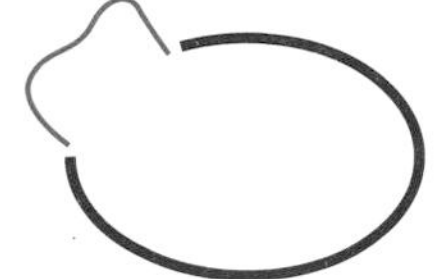

環狀鈣化出現破口，而且有不正常組織出現。

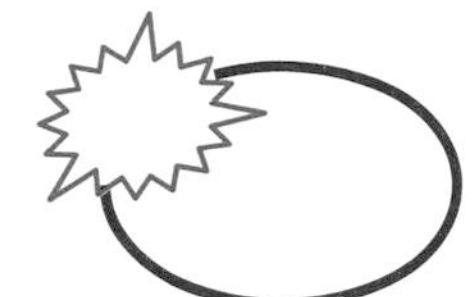

結節突破正常甲狀腺包膜。

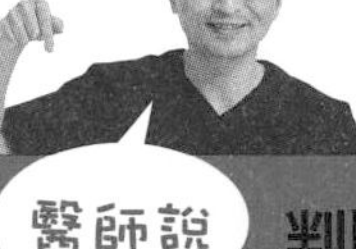

醫師說 **判斷是否為惡性：「形狀」比「大小」重要！**

什麼叫形狀不規則？

可以用榴槤、釋迦、水球三種東西做比喻。當結節邊緣長得像榴槤刺刺的樣子，惡性機會就很高；如果像水球一樣光滑，通常會是良性；如果像釋迦，就介在兩者中間，如果沒有其他疑似表現，可以先超音波追蹤。

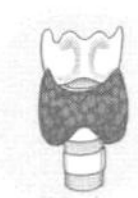

結節有鈣化，不一定就是惡性

在超音波下，鈣化點會表現出亮亮的白色小點，常常有病人很緊張的詢問，結節有鈣化就是惡性？一定要開刀切除嗎？答案是不一定，要看是哪種鈣化！一般鈣化分三種，分別爲：微鈣化、粗鈣化、環狀鈣化。

鈣化分類	
微鈣化	小於或等於 0.1 公分的鈣化點
粗鈣化	大於 0.1 公分的鈣化點
環狀鈣化	鈣化圍繞在結節邊緣，像雞蛋殼一樣

不管是良惡性結節都可能有鈣化，所以不能看到鈣化就判斷是惡性，也不需要馬上安排外科手術切除。目前共識認爲：

如果有微鈣化

有很高的機會是惡性。但是不能只看到微鈣化就篤定認爲是惡性，如果有其他危險因子，像是邊緣不規則，結節高＞寬等表現，這樣會更有信心診斷是惡性結節。

如果是粗鈣化

會是惡性機會遠低於微鈣化，必須看是否有其他疑似表現，再判斷是否爲惡性。

如果是環狀鈣化

就像是雞蛋殼一樣包著結節，雖然說像是雞蛋殼，但是鈣化是很硬的構造，所以做穿刺，就好像把針戳一顆石頭，通常很難刺穿，也無法得到內部細胞做檢查。對於這種結節，可以考慮先追蹤。如果環狀鈣化出現破損，而且有不正常組織長出來，就可以高度懷疑是惡性細胞破壞鈣化往外生長所造成，這時可針對新長出來的組織進行穿刺。

微鈣化點

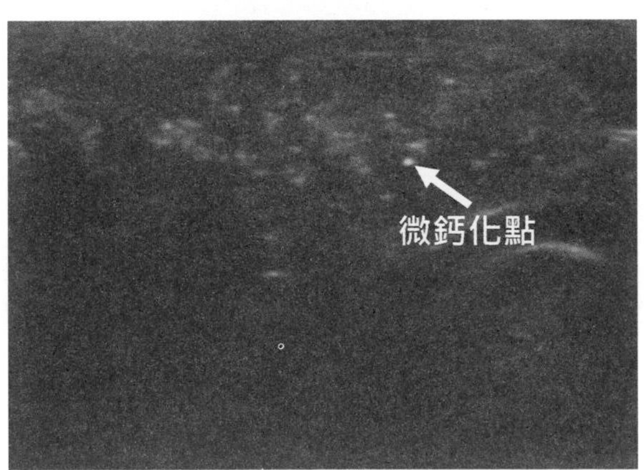

粗鈣化點

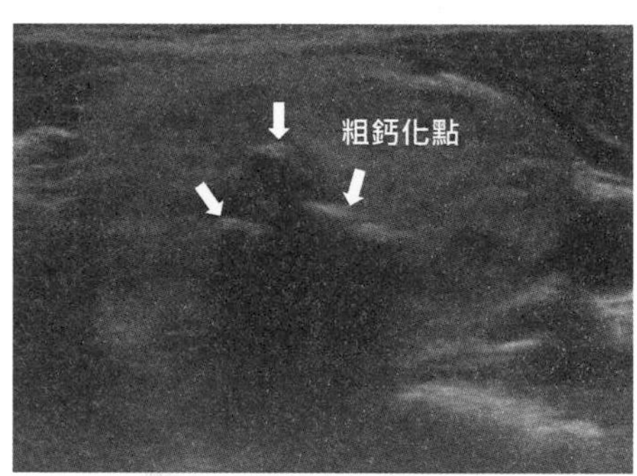

環狀鈣化

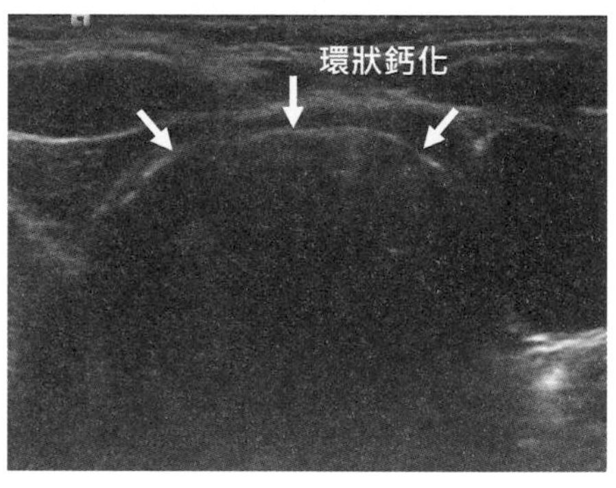

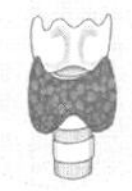

治療後的甲狀腺結節會出現類似惡性結節的表現

目前有許多非外科切除方式，像是射頻燒灼消融手術、海扶刀或者是酒精注射術，可以用來治療有症狀的良性甲狀腺結節。

治療後結節會明顯縮小，但殘存治療過後的結節，會出現邊緣不規則或者是類似微鈣化的表現，如果沒有告知檢查醫師曾經做過這些治療，很容易把這些治療後變化當作是惡性結節表現，引起不必要的恐慌。

超音波疑似表現

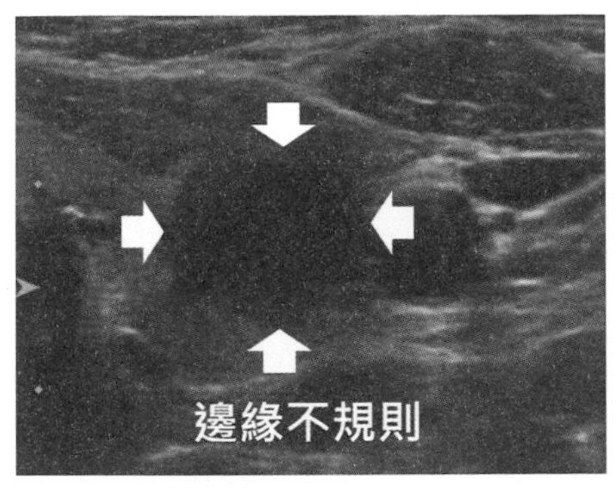

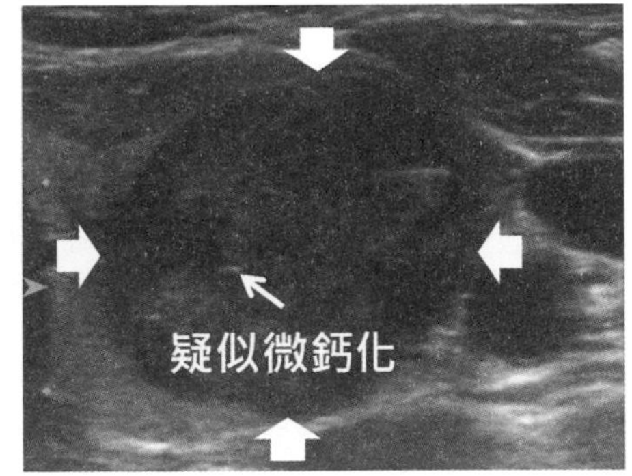

治療過後的結節，會出現邊緣不規則或者是類似微鈣化的表現。

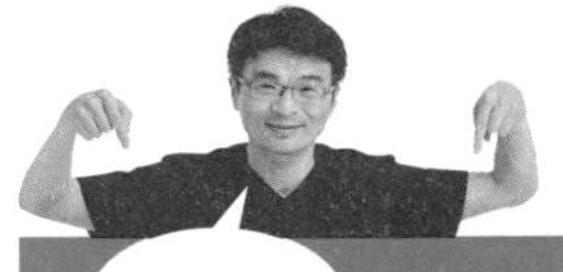

醫師說　有亮點≠鈣化！

甲狀腺細胞會分泌一種很黏稠的液體稱為膠體（colloid），當分泌過多聚集在一起，就會形成所謂的膠體囊腫，超音波看起來會有許多小亮點，小亮點後面還會有一條像彗星尾巴的表現。如果用細針抽，很難抽出來，這種膠體幾乎不會是惡性，雖然超音波下表現也是小亮點，有經驗的醫師還是可以透過超音波上的差異來區別，千萬不要把膠體當作是微鈣化。

膠體圖片

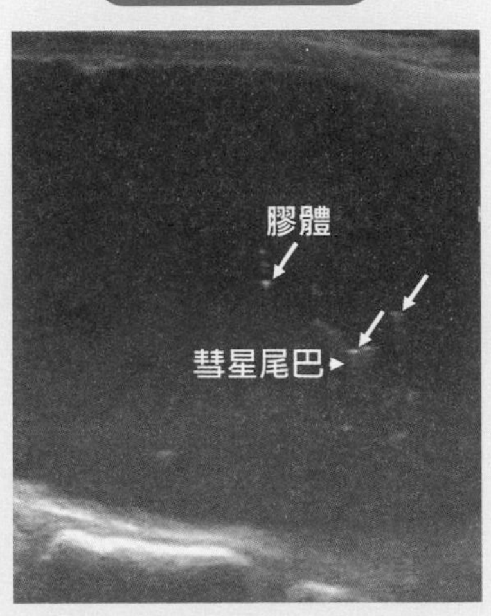

膠體在超音波下會表現出許多小亮點，小亮點後面還會有一條像彗星尾巴的表現。

第二節

細針穿刺——取得細胞，判斷結節是良性或惡性

細針穿刺簡單來說，是利用一根細針，從結節取得一些細胞做檢查。雖然聽起來很可怕，但其實是個安全的檢查，通常只會留下一個小傷口，是協助醫師判斷結節為良性或惡性的重要檢查。

［案例］

35歲王小姐在門診發現有甲狀腺結節被轉診來安排進一步檢查。

超音波下發現大大小小結節分佈在兩邊甲狀腺，最大有2公分，邊緣規則，內部回音比正常甲狀腺組織低。

醫師：「超音波檢查發現，大部份應該是良性。只有2公分這顆要進一步檢查。」

王小姐緊張的問：「進一步檢查？要做什麼？」

醫師：「先做個穿刺，等結果確定再討論後續處理方式。」

王小姐一臉疑惑地問說：「穿刺？那是什麼？」

醫師：「簡單來說，就是利用一根細針，從結節取得一些細胞做檢查。」

王小姐非常驚恐的說：「把一根針插進脖子？！這是在上演恐怖片嗎？會不會痛？會不會很危險？」

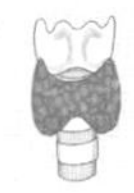

細針穿刺——細針採樣的安全檢查

安排病人接受細針穿刺檢查時，大部份的人都非常焦慮。聽到要把一根針插進脖子，總覺得不寒而慄，宛如恐怖片場景，要被割喉一般。

想起來雖然可怕，但其實是個相對安全的檢查。在門診，醫師利用一根細針進行採樣，結束後只會留下一個非常小的傷口，壓迫一段時間，就可以直接離開醫院。隔天幾乎可以完全癒合，不留痕跡，少數情況下，可能會有局部疼痛，出血或者是瘀青等狀況，觀察幾天後都可以完全恢復。

取得甲狀腺結節細胞後會在顯微鏡下進行判讀，是協助醫師判斷結節爲良性或惡性的重要檢查。

細針穿刺

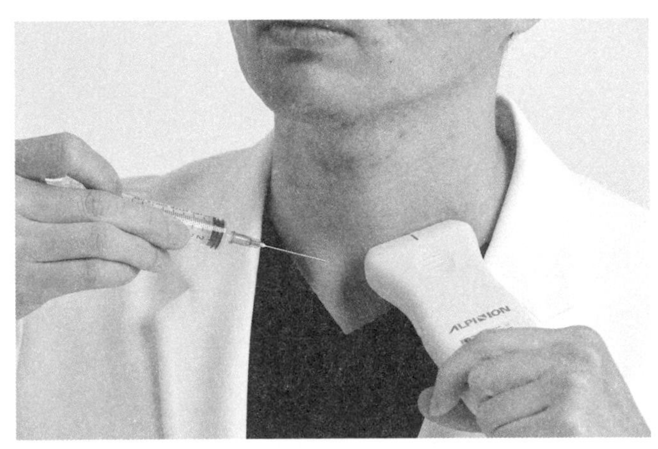

細針穿刺是相對安全的檢查。

何時需要細針穿刺？

細針穿刺怎麼做？

➲ 直接進針

【適用】當目標結節肉眼可以清楚看到或者是藉由觸診可以準確定位。

【進行方式】在穿刺前，醫師藉由超音波再次確定位置與深度後，直接將細針插入目標結節取得細胞。

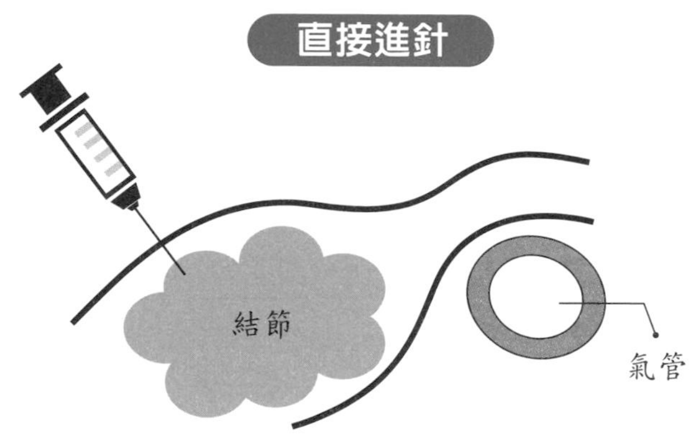

細針穿刺直接進針。

➲ 超音波導引

【適用】當肉眼無法輕易辨識或者是觸診無法定位結節時，或者當結節靠近危險構造，像是氣管或者是頸部大血管時。

【進行方式】相較於「直接進針」，超音波導引更能精確將細針插入目標結節，同時可以監測細針與周邊危險構造相對位置，減低可能風險。

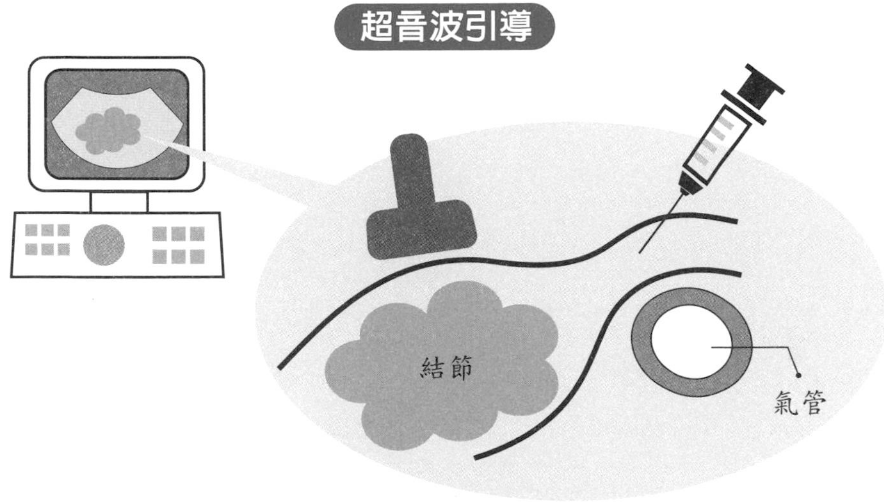

超音波導引細針穿刺。

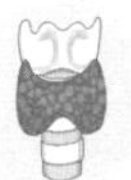 有結節不一定都需要做細針穿刺

有結節不等於要穿刺。如上所述，需視兩大評估標準，「大小」與「形狀」來決定。

美國甲狀腺協會（American Thyroid Association）、美國放射線協會（American College of Radiology）、歐洲甲狀腺協會（European Thyroid Association）以及韓國甲狀腺放射線學會（Korean Society of Thyroid Radiology）都有公佈甲狀腺結節處理指引，建議結節在何種情況下可以考慮接受穿刺。

結節接受穿刺標準

各家指引雖然有差異，但都強調並非有結節就要接受穿刺，必須符合一定標準，才考慮接受。台灣目前主要遵循美國甲狀腺協會於 2015 年公佈甲狀腺結節處理指引。

❶ 結節≧ 1 公分並具有高度或中度超音波疑似表現

高度超音波疑似表現（70 ～ 90%惡性機率）

實質低回音結節伴隨以下至少一項特徵：

- ☑ 微鈣化、邊緣不規則、高度＞寬度、結節吃破正常甲狀腺、結節環狀鈣化缺損伴隨軟組織生長。

中度超音波疑似表現（10 ～ 20%惡性機率）

- ☑ 實質低回音結節但是沒有以上任一項特徵。

❷ 結節≧ 1.5 公分並具有低度超音波疑似表現

低度超音波疑似表現（5 ～ 10%惡性機率）

- ☑ 高或等回音規則實質結節。
- ☑ 局部囊腫伴隨部份實質區域。

❸ 結節≧ 2.0 公分並具有超低度超音波疑似表現

超低度超音波疑似表現（<3%惡性機率，也可觀察，不穿刺）

- ☑ 海綿狀結節。
- ☑ 局部囊腫並且無任何疑似特徵。

❹ 良性超音波表現（<1%惡性機率）（不需穿刺）

- ☑ 完全囊腫且無任何實質部份。

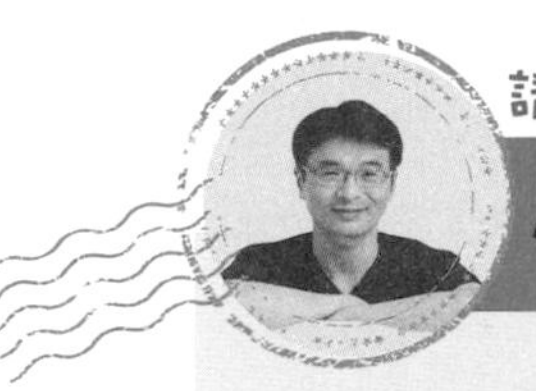

請．教．醫．師

小於 1 公分要穿刺嗎？

· 小於 0.5 公分以下，不論形狀，一律先追蹤

各家指引對於小於 0.5 公分以下結節，都不建議安排細針穿刺。對於太小的結節，細針穿刺採樣不容易，可先考慮超音波追蹤。

· 大於等於 0.5 公分，但小於 1 公分，看形狀，再考慮穿刺

結節如果伴隨高度疑似超音波表現，美國兩個組織以及歐洲甲狀腺協會並沒有建議直接安排細針穿刺，還是以超音波追蹤觀察為主。

韓國甲狀腺放射線學會則建議，對於大於等於 0.5 公分，但小於 1 公分的結節，如果強烈懷疑是惡性，而且病人有其他相關危險因子，包含結節已經破壞正常甲狀腺包膜、頸部淋巴結異常、懷疑遠端轉移，或者是擔心可能侵犯氣管或者周邊喉返神經，就可以考慮安排穿刺。如果沒有相關危險因子，則利用超音波定期追蹤。

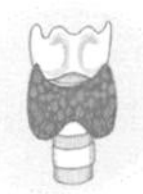

細針穿刺六大類別不可不知！

藉由穿刺取得甲狀腺結節細胞後，會在顯微鏡下進行判讀，細胞檢查結果目前國際上較常採用貝塞斯達甲狀腺細胞學報告系統（The Bethesda System of Reporting Thyroid Cytology），有六大類別，國內也使用此系統。

V 疑似惡性與 VI 惡性

主要治療方式爲開刀，詳細處理方式會在後面章節介紹（請參見 P.177）。

IV 濾泡腫瘤或疑似濾泡腫瘤

有 15 到 30％在開刀之後會發現是濾泡癌，所以主要處理方式建議接受外科手術切除。

III 意義不明細胞

有些醫師會解釋爲「非典型」細胞，但是不代表是惡性，所以不用驚慌。除非超音波檢查高度懷疑惡性，可以考慮直接接受外科切除手術，不然通常會建議再次接受穿刺。

II 良性

穿刺結果是良性且超音波沒有疑似惡性表現，結節會是惡性機會低，可以考慮超音波定期追蹤。如果超音波懷疑是惡性結節，要注意是否是採樣誤差，甚至需要安排再次穿刺。

I 無法診斷

通常是穿刺無法取得足夠細胞或者是檢體品質不佳，導致無法判讀。可以考慮再次安排穿刺。

特殊情況

囊腫（水泡）會是惡性機率極低（<1%），但因爲裡面幾乎都是組織液或血水，抽出來送細胞檢查，會因爲裡面沒有足夠細胞而判定爲無法診斷。這種情況下，不需再次安排穿刺，超音波追蹤即可。

貝塞斯達甲狀腺細胞學報告系統

類別	惡性比例（%）	處理建議
I. 無法診斷	1 ~ 4	重複穿刺
II. 良性	0 ~ 3	超音波以及臨床追蹤
III. 意義不明細胞	5 ~ 15	重複穿刺、開刀
IV.（疑似）濾泡腫瘤	15 ~ 30	開刀
V 疑似惡性	60 ~ 75	開刀
VI. 惡性	97 ~ 99	開刀

細針穿刺會不會痛？

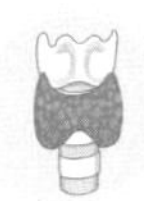

穿刺結果是良性，仍需追蹤

穿刺檢查是良性，還是要擔心有偽陰性可能，機率大概 3%。如果超音波沒有明顯惡性表現，第二次穿刺結果也是良性，結節會是惡性機率趨近於零。

僅少數病人在追蹤過程中出現結節長大，或新的疑似超音波表現，之後被證實為惡性，機率約為 1%。

穿刺結果示意圖

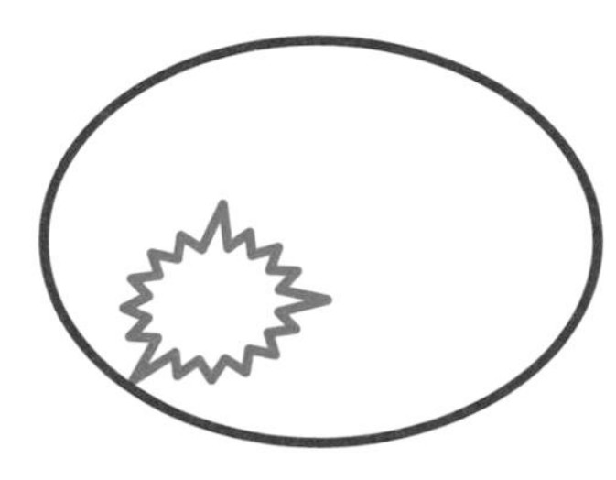

結節如果只有少部份有惡性成份，穿刺很難取得該部位，所以可能導致偽陰性。

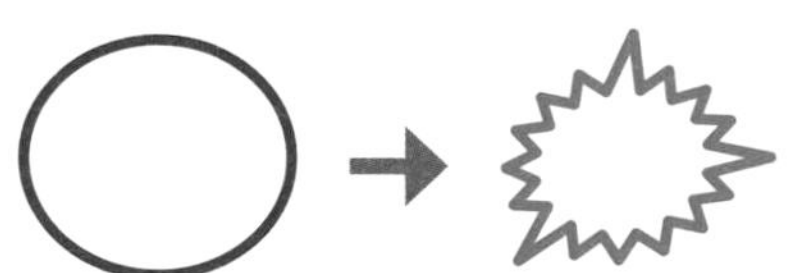

結節追蹤過程，如果形狀出現改變，即使一開始穿刺是良性，也必須儘快安排穿刺，排除惡性可能。

多久要做一次穿刺？要穿刺幾次？

目前沒有任何指引建議多久，或者要安排幾次穿刺才可以完全排除惡性可能。美國甲狀腺協會針對第一次穿刺檢查是良性，建議安排第二次穿刺檢查的時機：

1. 結節具有高度超音波疑似表現：於 12 個月內重複超音波以及**穿刺檢查**。

2. 結節具有中度或低度超音波疑似表現：12 到 24 個月內**重複超音波檢查**。

3. 結節具有超低度超音波疑似表現：可兩年**追蹤超音波**。

當**結節有長大時**、有**新的疑似結節**出現或結節**出現形狀變化**，可考慮再安排穿刺 。

台灣與美國情況不同，可以考慮**每半年**追蹤超音波，根據超音波檢查是否有惡性疑慮，安排第二次穿刺。如果間隔兩次穿刺都是良性而且超音波沒有惡性的表現，之後可以考慮利用超音波追蹤即可。

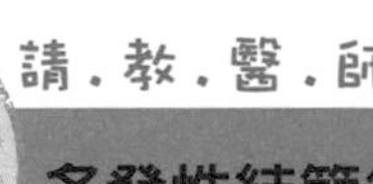

請.教.醫.師

多發性結節每顆都要穿刺嗎？

沒有明確證據顯示，多發性結節有較高機會是惡性，是否安排穿刺，評估標準也是看大小與形狀。

先針對**有超音波疑似表現且大於 1 公分結節做穿刺**。如果沒有明顯超音波疑似表現，挑選最大顆結節進行穿刺即可。不用針對每顆結節都穿刺。

細針穿刺取得結節細胞，透過檢查評估是否為良惡性，雖然有風險，還是相對安全的檢查。不要忘記有偽陰性的可能，必須搭配超音波表現，才能更加確保診斷正確性。如果聽到醫師為您安排穿刺，請不要再驚慌。

第三節

甲狀腺核子醫學掃描——甲狀腺結節分冷熱？

有結節不一定要安排甲狀腺核子醫學掃描。但抽血 TSH 低於正常值，可以考慮安排檢查，評估是否為熱結節而導致功能異常。大部份的結節都是冷結節，不能因此判斷是惡性，安排超音波檢查，評估是否需要進一步接受細針穿刺，才是適當的處理方式。

［案例］

35 歲賴小姐體檢意外發現有甲狀腺結節問題。

接受超音波檢查後發現，有其他大小不一的結節，有些雖然超過 1 公分，形狀還算規則，也沒有疑似惡性表現。抽血檢查只發現 TSH 偏低，但沒有伴隨任何不舒服症狀。

安排甲狀腺核子醫學掃描，發現許多「冷結節」。建議賴小姐要進一步安排穿刺檢查。

焦慮的賴小姐跑到門診尋求第二意見：

「網路上說冷結節有可能會是惡性，可是超音波又沒有明顯惡性疑似表現。是要相信核子醫學掃描還是超音波？」

「還是直接開刀切除，一勞永逸？」

醫師：「即使是冷結節，也不代表會是惡性，這沒有絕對關係。核子醫學掃描發現是冷結節，下一步是針對這些結節安排穿刺。」

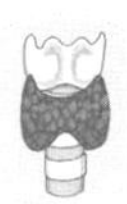

甲狀腺核子醫學掃描——具輻射暴露的檢查

甲狀腺核子醫學掃描是利用放射線同位素來檢查，相較於超音波，是一個有輻射暴露的檢查，所以懷孕絕對不可以接受。做完檢查，體內會殘留很低的輻射線，可**多喝水、多上廁所**，加速輻射物質排出。一天內儘量不要接觸孕婦以及嬰幼兒太長時間。有哺育母乳的女性，可以暫停哺乳一天。

可用的同位素包含 Technetium-99m(鎝 -99m)pertechnetate 或碘 -123，兩者物質都可以被甲狀腺濾泡細胞吸收，但兩者作用機轉不同，鎝 -99m 利用靜脈注射而碘 -123 需要口服，都可以用來評估結節。

碘 -123 比鎝 -99m 更能準確評估結節功能狀況，目前台灣沒有碘 -123，都是利用靜脈注射鎝 -99m 來執行檢查。

甲狀腺核子醫學掃描

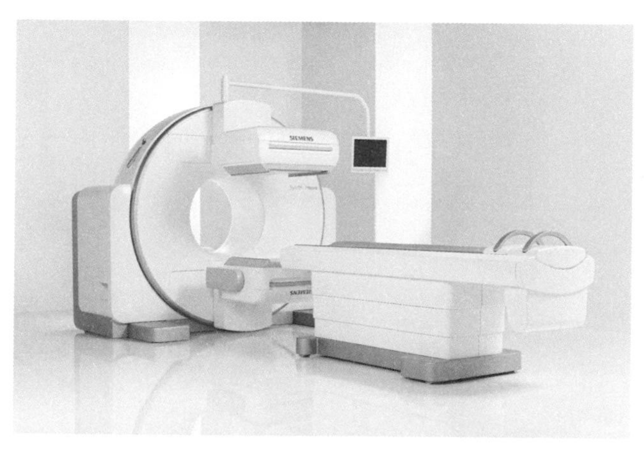

相較於超音波，甲狀腺核子醫學掃描是一個有輻射暴露的檢查。

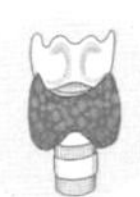

TSH 低於正常值可考慮接受甲狀腺核子醫學掃描

結節病人抽血評估甲狀腺功能，如果促甲狀腺激素（TSH）低於正常值，醫師考量整體狀況後，會建議病人接受甲狀腺核子醫學掃描，評估是不是因爲結節而影響甲狀腺功能。

TSH 正常或者是高於正常值，一般來說，比較不需要做甲狀腺核子醫學掃描。但根據每個病人狀況不同，如果病情需要，還是可以考慮安排做整體評估。

當有多發性結節，不知道針對哪顆結節進行細針穿刺時，可以考慮接受掃描，評估哪些是「冷結節」，再針對這些結節進行穿刺。

熱結節 VS 冷結節

➲ 熱結節

注射鎝 -99m 後，當結節吸收程度大於正常甲狀腺時，稱做「熱結節」。熱結節會是惡性的機會低，超音波如果沒有明顯惡性表現，就不需要接受細針穿刺。有些熱結節會製造額外甲狀腺素而且不受身體調控，甲狀腺素產生過量會導致甲狀腺功能亢進，就被稱做「毒性結節」。

➲ 冷結節

當結節吸收程度小於正常甲狀腺時，就被稱做「冷結節」。

➲ 冷結節≠惡性結節

大部份結節（超過 90%）都不會影響甲狀腺功能（不會產生額外甲狀腺素），因此不會明顯吸收鎝 -99m，檢查會呈現冷結節。相較於熱結節，冷結節有較高機會是惡性，但絕大部份還是良性。

➲ 冷結節≠考慮開刀

冷結節不是開刀的適應症。下一步處理方式是根據超音波表現，評估是否需要接受細針穿刺。

冷熱結節

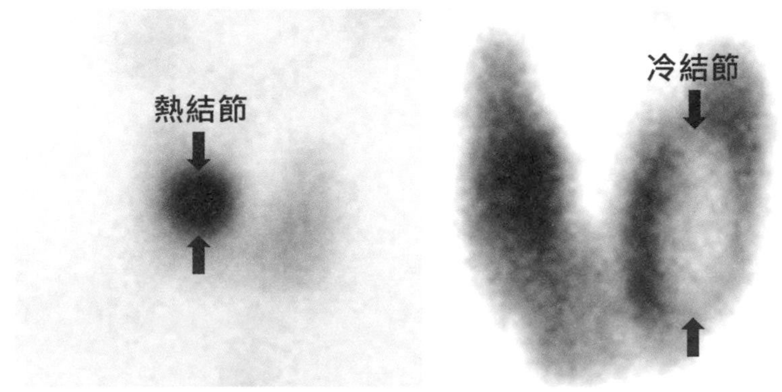

熱結節 VS 冷結節。

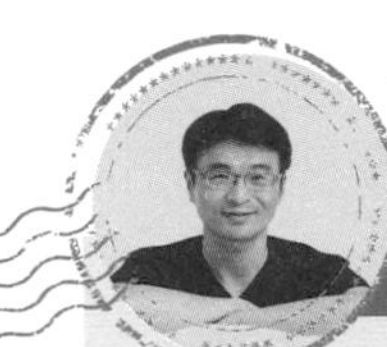

請．教．醫．師

甲狀腺核子醫學掃描還能用在哪些情況？

利用可以被甲狀腺濾泡細胞吸收的特性，甲狀腺核子醫學掃描除了用來評估結節是否具有功能之外，還可以用來評估其他可能跟甲狀腺組織有關的問題。

- **異位性甲狀腺**：當無法在正常位置找到甲狀腺組織，可能是在胚胎發育過程中，甲狀腺沒有下降到正常位置，而停留在身體其他部位（最常見是在脖子其他區域），這時就稱做「異位性甲狀腺」。可以透過核子醫學掃描去找甲狀腺組織在哪個部位。
- **先天性甲狀腺功能低下**：當有先天甲狀腺功能低下，可以利用核子醫學掃描評估甲狀腺是否發育不良，導致功能異常。

第四節

抽血檢驗——評估甲狀腺功能

有結節問題，除了接受超音波檢查外，也必須抽血檢驗是否影響功能。檢驗甲狀腺功能的項目很多，TSH 是最基本的項目，建議至少要檢驗 TSH，評估功能是亢進、正常或者是低下。

當發現有亢進或低下情形，再進一步找尋是否有其他原因導致這些狀況。

［案例］

25 歲王小姐結節問題追蹤多年，一直都很穩定，大小、形狀都沒有太大變化。

來到診間顯得有點焦慮地詢問：「今年公司體檢額外加驗甲狀腺球蛋白，高於正常值。過去只驗甲狀腺功能都很正常。網路上有些資料說甲狀腺球蛋白是癌症指數，如果高，可能會有惡性的風險？一直以來我也都沒有任何不舒服，也都配合定期回診。是結節變惡性了嗎？」

一連串的問題，顯示王小姐真的很擔心抽血數值異常是不是有什麼問題。

醫師：「有甲狀腺結節問題，除了驗常見甲狀腺功能外，其他抽血數值也可以幫助評估甲狀腺狀況，有異常也不代表是惡性。」

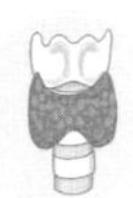

甲狀腺結節抽血檢查項目：促甲狀腺激素（TSH）、三碘甲狀腺素 (T3)、游離四碘甲狀腺素 (Free T4)

甲狀腺功能相關血液檢查有許多項目，初次發現甲狀腺結節，建議抽血檢驗功能是否有異常，作爲後續處理判斷依據。

TSH 由腦下垂體分泌，用來調控甲狀腺細胞生成與分泌甲狀腺素。TSH 的高低可以用來評估甲狀腺功能是否有低下，或者是亢進的狀況，有結節會建議至少要檢查 TSH 是否異常。

當 TSH 異常時，必須搭配甲狀腺素數值，評估整體功能狀況。

甲狀腺素包含三碘甲狀腺素 (T3)，四碘甲狀腺素 (T4)，游離三碘甲狀腺素 (Free T3) 以及游離四碘甲狀腺素 (Free T4)。臨床上較常使用三碘甲狀腺素 (T3) 與游離四碘甲狀腺素 (Free T4) 來評估甲狀腺功能。

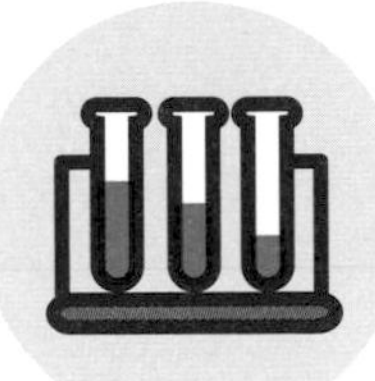

抽血檢驗可評估甲狀腺功能。

TSH 低於正常值

當體內處於亢進，身體會自然調控，希望「**降低**」刺激，來矯正亢進，所以這個時候 TSH 會下降，低於正常值。結節如果伴隨 TSH 降低，要考慮接受核醫檢查，進一步評估是否爲「**熱**」結節。

甲狀腺素（T3 以及 Free T4）正常

TSH 低於正常值，但甲狀腺素正常，且沒有明顯亢進症狀，稱作「亞臨床」甲狀腺功能亢進，是否需要治療，要根據個別病人狀況評估。

甲狀腺素（T3 以及 Free T4）高於正常值

TSH 低於正常值，甲狀腺素高於正常值，伴隨相關亢進症狀，就可診斷為甲狀腺功能亢進，考慮使用藥物治療症狀。核醫檢查如果發現有「熱」結節且沒有其他導致功能亢進的原因，可以接受外科切除或者是燒灼消融手術來處理結節，通常有機會讓功能恢復正常，不須再使用藥物治療。

TSH 為正常值

大部份結節不會影響甲狀腺功能，所以 TSH 大都為正常，除非必要，通常不需要使用藥物來處理結節，這時要根據超音波檢查來評估是否需要安排穿刺。

TSH 高於正常值

當體內處於低下，身體會自然調控，希望「加強」刺激，來矯正低下，所以 TSH 會上升，高於正常值。這種情況下，必須根據超音波檢查，對於有疑慮的結節安排穿刺檢查。

結節會引起功能低下相對少見，所以必須額外檢查其他相關甲狀腺抗體，進一步評估是否有自體甲狀腺炎導致功能異常。

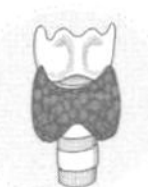

甲狀腺球蛋白≠甲狀腺癌症指數

甲狀腺球蛋白（thyroglobulin，Tg）是由甲狀腺濾泡細胞合成的蛋白質。正常情況下抽血都會檢測到，目前**沒有充足證據**顯示甲狀腺球蛋白數值高低，可以被用來判斷是否有甲狀腺癌的存在。因此不能因爲甲狀腺球蛋白高於正常值就懷疑有惡性的可能。

哪些情況會影響甲狀腺球蛋白數值？

➲ 甲狀腺組織

只要有甲狀腺組織存在，就會檢測到甲狀腺球蛋白。如果伴隨有良性或惡性結節都可能會影響數值測量。例如，有些病患有很大良性結節，常常會測到很高數值的甲狀腺球蛋白，這種情況下很難判斷是否有惡性問題存在，可以考慮先追蹤，不用急著接受外科切除手術。

➲ 甲狀腺組織受傷

甲狀腺組織發炎、穿刺、切片或者是結節內出血等，都有可能導致甲狀腺球蛋白濃度產生變化。

➲TSH 受體受到刺激

當使用藥物或者是體內產生抗體去影響 TSH 受體，都有可能影響甲狀腺球蛋白濃度。

甲狀腺球蛋白的測量會受到很多因素影響，當濃度升高，必須搭配病人狀況，評估是否有任何可能干擾原因。

什麼情況下，甲狀腺球蛋白可當甲狀腺癌症指數？

➲ 甲狀腺全切除並且合併接受碘 131 治療

當分化良好的甲狀腺癌（乳突癌以及濾泡癌，其他種類不適用）接受兩側甲狀腺全切除並且安排後續碘 131 治療，這種情況下，體內甲狀腺組織已經被全部破壞，理論上**無法偵測到甲狀腺球蛋白的存在**，這時候就可以當作**癌症監測的指標**。

如果持續偵測到甲狀腺球蛋白或者是濃度逐漸上升，都必須懷疑是否有殘存的甲狀腺組織甚至是癌症復發的情況，必須安排相關檢查儘早找出可能病灶。

甲狀腺癌接受單葉切除，是否可利用甲狀腺球蛋白評估是否復發？

➲ 單側切除無法被用來評估是否復發。

對於較小或者危險性較低的分化良好甲狀腺癌，可以考慮接受單側甲狀腺切除。因爲還有一側正常甲狀腺組織存在，所以甲狀腺球蛋白的高低無法被用來評估是否有復發的情況。

甲狀腺癌追蹤甲狀腺球蛋白都測不到，代表沒有復發？

➲ 需同時檢驗是否有甲狀腺球蛋白抗體（Anti-Thyroglobulin Antibody）存在。

甲狀腺球蛋白抗體會跟甲狀腺球蛋白結合，導致抽血檢驗無法測量到甲狀腺球蛋白存在。當甲狀腺球蛋白濃度很低時，必須同時檢驗是否有抗體存在，導致無法在血中測量到甲狀腺球蛋白，減少僞陰性情況。

甲狀腺癌術後追蹤過程中，如果甲狀腺球蛋白抗體也逐漸上升，也必須擔心是否有復發之情形。

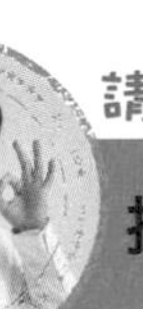

請．教．醫．師

抗甲狀腺自體抗體是什麼？

身體內有時候會產生攻擊甲狀腺的自體抗體，就是所謂的自體免疫甲狀腺疾病，常見的問題包含**葛瑞夫茲氏病**（Graves' disease，常會引起功能亢進）或**橋本甲狀腺炎**（Hashimoto Thyroiditis，常會引起功能低下）等。所以當甲狀腺功能異常，不管是低下或亢進，都必須進一步檢測是否是因為體內產生自體抗體所導致。

前面所提甲狀腺球蛋白抗體就是一種會影響甲狀腺的自體抗體。其他較常見的自體抗體包含甲狀腺過氧化酶抗體（Anti-Thyroid Peroxidase Antibody）以及促甲狀腺素受體抗體（TSH Receptor Antibody）。

透過抽血檢驗是否有自體抗體產生，可以用來鑑別是否有自體免疫甲狀腺炎問題，找出導致功能異常的原因。

第五節

其他檢查——評估甲狀腺結節的工具

一般可用來評估甲狀腺結節的工具，除了超音波外，還有電腦斷層、切片檢查以及電腦輔助診斷系統等，是否需要用到，必須交由醫師根據狀況決定。

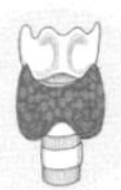

還有哪些檢查可以評估結節

超音波是用來評估甲狀腺結節大小與形狀重要診斷工具，但還是會有限制。當結節太大，超音波無法準確測量大小以及範圍，或者是惡性結節，要評估脖子深層部位是不是有淋巴結轉移，這些情況，超音波都無法有效評估，必須倚靠其他診斷工具來協助。

電腦斷層、切片檢查以及電腦輔助診斷系統是結節患者比較不熟悉的檢查。前面章節提到三大檢查幾乎可以解決大部份結節問題，是否需要用到下面提到的檢查，必須交由醫師根據每個人不同狀況再做決定。其他像是正子攝影或者是磁振造影使用機會又更少，所以就不多加介紹。

電腦斷層

‧優點	檢查時間短、掃描範圍大。
‧缺點	輻射曝露、使用含「碘」顯影劑。

當結節大小與影響範圍超過超音波能評估的狀況，可以考慮接受其他影像檢查，電腦斷層掃描是比較方便的選項之一。

即使是良性結節，隨著時間也會慢慢長大，有機會往下長到胸腔，往上會長到脖子深部位置，這些位置對超音波而言都是死角，電腦斷層可以清楚評估結節影響範圍。

電腦斷層

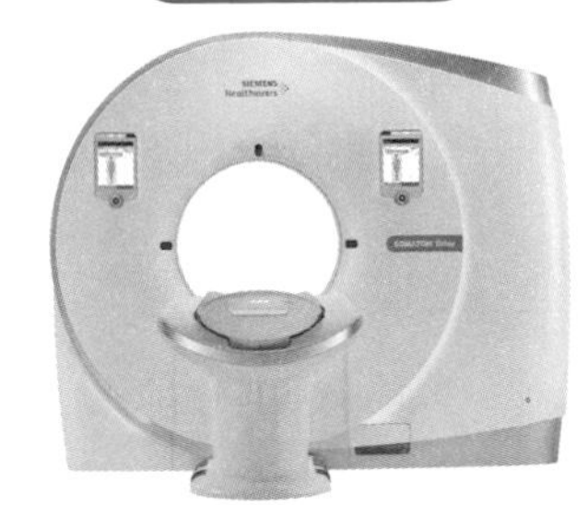

當結節大小與影響範圍超過超音波能評估的狀況，可以考慮接受電腦斷層掃描。

考慮接受切除手術時，在手術前，外科醫師透過電腦斷層可以釐清甲狀腺結節跟周邊重要構造的相對關係，擬定手術計畫，特別是結節太大，超音波無法明確評估。

目前有證據顯示，如果懷疑在脖子有復發的甲狀腺癌，使用顯影劑的電腦斷層能有效找到可能的病灶，幫助病人診斷癌症復發。

電腦斷層使用含碘顯影劑，會被甲狀腺組織所吸收，甲狀腺癌病人手術後如果要接受碘 131 治療，可能會影響治療效果。但是在治療前，接受電腦斷層檢查，可以協助醫師更完整評估病人狀況，整體來說是利大於弊。

2015 年美國甲狀腺協會建議，電腦斷層後 4 到 8 周再考慮接受碘 131 治療。保險起見，可以考慮等到 12 周之後，或者是檢驗尿液中碘濃度，避免體內剩餘的甲狀腺組織還沒把含碘顯影劑完全代謝，而影響後續碘 131 治療效果。

切片檢查

·優點	取得結節組織。
·缺點	危險性較穿刺高。

細針穿刺是用來判別結節良惡性重要檢查。醫師可以在超音波導引，或者是用手觸診確定結節位置下，將細針插入結節中，取得其中細胞，進行判讀。

細針穿刺只能取到部份細胞，有時候抽取細胞數目不夠，無法診斷，會被歸類到貝塞斯達甲狀腺細胞學報告系統第一類（無法診斷）。或者是細胞足夠，但被判讀爲第三類（意義不明細胞）。這兩種情況，都算是診斷不明確，很容易造成病人擔心，而且通常會建議病人再次接受穿刺檢查。

目前有研究顯示，在這種情況下，可以考慮使用切片，相較於細針穿刺，因爲切片直接取得結節「組織」，幾乎不會有細胞數目不夠的問題。也可以降低被判讀爲「意義不明細胞」的情況。

目前台灣也有不少醫院會利用切片檢查來評估甲狀腺結節。雖然是切片，但傷口只有比穿刺稍微大一點，結束後不需要縫合，跟穿刺類似，需要加壓止血。

細針穿刺

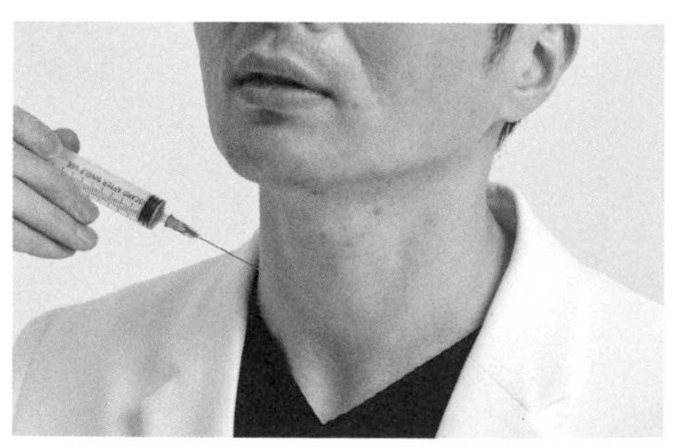

細針穿刺是判別結節良惡性的重要檢查。

但跟細針穿刺相比，切片風險較高，會建議在超音導引下，操作醫師也要熟悉頸部解剖構造，避開血管與其他重要構造，避免產生出血以及其他可能併發症。另外，切片針較粗，通常會使用局部麻醉，減低過程中的不舒服。但整體檢查時間並不會太長。

對於一些比較少見的甲狀腺癌，像是淋巴癌、未分化癌或者是髓質癌，也有研究顯示，切片診斷效果比細針穿刺好。不過這些情形都非常罕見，需要依靠醫師臨床經驗判斷。

電腦輔助診斷系統（computer-aided diagnosis, CAD）

·優點	協助經驗較少醫師找出可能有問題的結節。
·缺點	並非每台超音波機器都配備有此系統。

超音波是診斷甲狀腺結節重要檢查，檢查兩大重點包含大小與形狀，都有可能受到主觀判斷不同產生不同解讀；經驗會影響超音波診斷的準確度，經驗豐富的操作者會比資淺的人更有機會找出有問題的結節。尤其當病人有多發性結節時，如何分辨出有問題的結節，是非常困難的挑戰。

爲了減少因爲經驗不足所導致可能判斷上的誤差，目前已經有些超音波儀器配備有**電腦輔助診斷系統**，用來協助醫師診斷甲狀腺結節。

操作者只需要選定目標結節，系統就會自動分析結節大小與形狀（包含邊緣是否平整、內部組成是否均勻、是否有鈣化以及形狀是否規則等特徵），甚至會建議是否需要進一步進行穿刺檢查。

目前也有台灣本土廠商研發出專門用來分析甲狀腺結節的電腦

輔助系統，並已獲得美國、歐盟、中國、台灣等國家地區之上市許可，該系統不需要安裝在超音波儀器上，只需要將超音波影像上傳到系統中，選定目標結節，系統就會進行結節大小、形狀、特徵的分析及惡性風險評估。

不管是內建在超音波儀器內，或者是可分析不同廠牌超音波影像的電腦輔助診斷系統，都必須依靠操作者先找出想要分析的結節，再交由系統來判讀。有些研究也顯示，電腦輔助診斷系統可以給予資淺人員幫助，但診斷成效與資深醫師相比，還有可以進步的空間。

電腦輔助診斷系統在甲狀腺結節屬於輔助角色，目前來看並無法取代人為操作。

電腦輔助系統

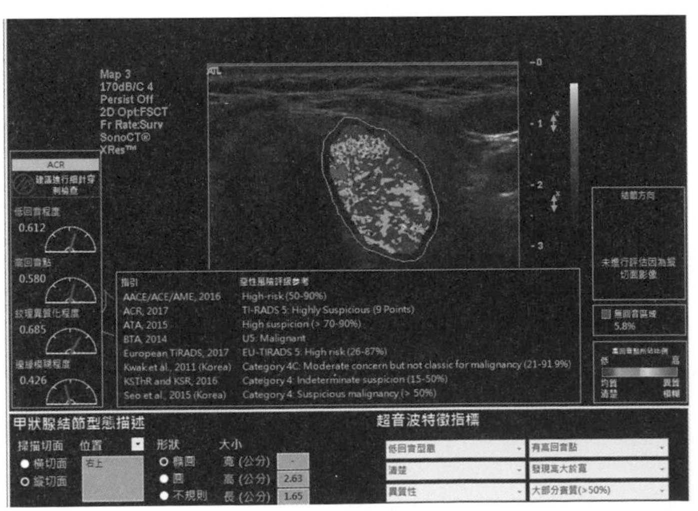

電腦輔助系統的圖片跟分析格式。

Part

4

良性惡性結節大解密

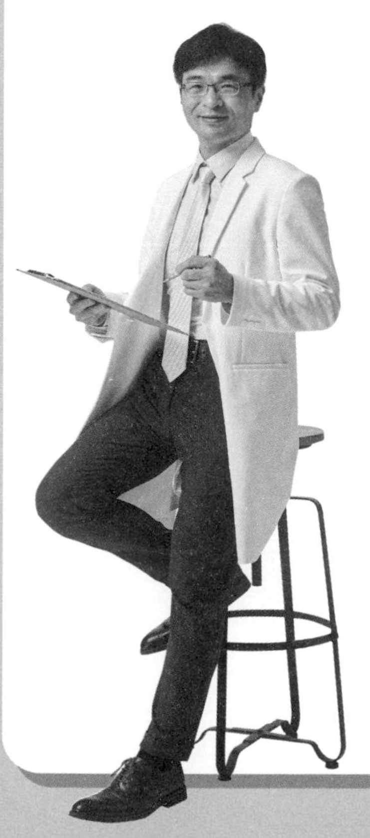

第一節 有甲狀腺結節，會有哪些症狀？

第二節 惡性甲狀腺結節常見嗎？

第三節 甲狀腺乳突癌——最常見的甲狀腺癌

第四節 甲狀腺濾泡癌——與惡的距離一線之隔

第五節 甲狀腺未分化癌——極度惡性的甲狀腺癌

第六節 甲狀腺髓質癌——可能有遺傳傾向的甲狀腺癌

第一節

有甲狀腺結節，會有哪些症狀？

最常見症狀，就是沒有症狀。超過九成的甲狀腺結節都是良性，很多都是做影像相關檢查（超音波、電腦斷層、磁振造影或正子掃描）意外發現。超音波在局部甲狀腺檢查會比其他影像儀器更為敏感，大於 0.1 公分以上，就有機會被發現。

被影像檢查意外發現的結節通常都不大，不管良性或惡性，很少會引起明顯臨床症狀。

[案例]

25 歲王小姐體重一直維持在標準範圍，可是脖子一直看起來比較粗，朋友常常提醒她是不是有甲狀腺問題，都勸她就醫檢查。

有甲狀腺結節，會有什麼症狀？脖子粗就代表有甲狀腺結節嗎？什麼時候該擔心可能有甲狀腺結節問題？惡性跟良性結節症狀會不一樣嗎？

甲狀腺癌有什麼症狀？

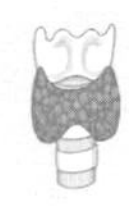

兩大症狀：外觀問題及壓迫症狀

從外觀看，脖子粗不一定就是有甲狀腺結節

當結節長到一定大小，就有機會引起脖子外觀不對稱問題，會發現脖子上有突起的腫塊。

可能在吞口水甚至是直接看到有明顯腫塊在脖子上。如果是脖子粗，通常不是結節問題，比較常見是個人體型造成或者是皮下脂肪較多，除非是多發性兩側結節，才有機會引起整個脖子變粗。

有些結節雖然不大，但長在比較表淺的位置（通常是甲狀腺峽部），外觀也會看到明顯突起，如果在女性，常被誤認爲有「喉結」，導致困擾。

外觀問題

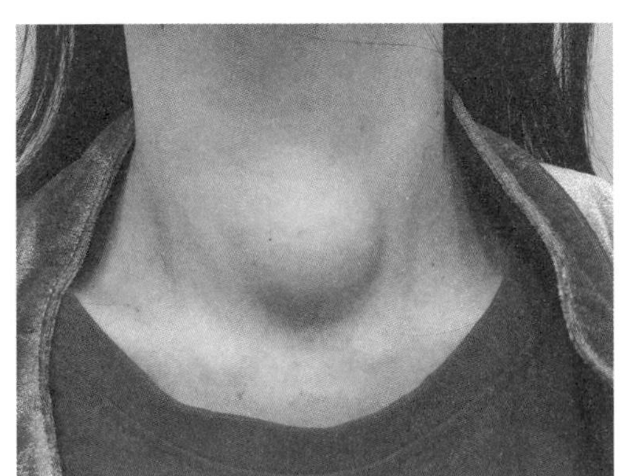

有些結節在外觀上會看到明顯突起。

有些結節雖然長得很大，但長在比較深層的位置，甚至往上長到脖子深處或往下長到胸腔裡面，反而不一定引起外觀問題。

有些結節即使還沒引起外觀問題，不過如果利用雙手觸診，有時候也可以發現有腫塊在甲狀腺裡面。

有壓迫感覺，吞嚥卡卡、有異物感

甲狀腺附近有氣管與食道，結節壓迫有機會引起症狀。比較常見是吞嚥時會不舒服，吞藥丸或者是吃一些比較硬的東西會覺得喉嚨有卡住的感覺。

有些人會覺得有異物感，或者是脖子轉到某個角度會有東西卡住的感覺。

即使結節剛好壓在食道上，也不一定會有症狀，因爲壓迫感覺是主觀感受，甚至有不少病人是再被診斷有結節後，才開始覺得有吞嚥症狀，可能是因爲心理因素影響導致症狀產生。

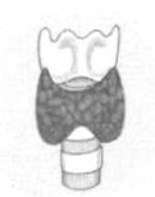

哪些情況要擔心是惡性？

不管是良惡性結節，最常見症狀都是「沒有症狀」。有些還是會引起外觀問題或者是吞嚥症狀，導致困擾。

良性結節會建議有出現臨床症狀，再考慮是否需要接受治療，不然可以優先考慮超音波追蹤。

惡性結節即使沒有症狀，還是會建議要處理，相關治療方式會在其他章節詳細介紹。

長期聲音沙啞

侷限在甲狀腺內的惡性結節，通常不會引起症狀。但隨著腫瘤慢慢長大，如果侵犯到旁邊的喉返神經（控制聲帶的神經），就會導致聲音沙啞，甚至喝水的時候容易嗆到。如果有長期聲音沙啞，甲狀腺癌是一個必須排除的問題。

吞嚥或呼吸困難

良性結節可能會壓迫食道導致吞嚥問題，或者是壓迫氣管導致呼吸問題，但惡性結節除了可能壓迫之外，有時候可能直接侵犯破壞食道或氣管，這時候也會引起吞嚥或呼吸困難的症狀。

外側脖子摸到異常腫塊

當甲狀腺癌伴隨頸部淋巴結轉移，會在脖子外側摸到腫塊。不過要提醒，外側脖子腫塊最常見是淋巴結病變，會引起的原因很多，甲狀腺癌只是其中一種狀況，必須檢查是不是有其他身體部位異常所導致，甚至針對病變淋巴結直接進行切片，分辨是哪種問題所造成或腫塊。

第二節

惡性甲狀腺結節常見嗎？

甲狀腺結節是常見的問題，惡性結節占結節比例不多，所以有結節問題，不用太焦慮。大部份惡性結節也不會引起明顯症狀，因為罹患甲狀腺癌而去世的機會相對很低，有些危險因子可用來評估甲狀腺癌發生的風險，但除了輻射暴露之外，其他只能僅供參考。

［案例］

35 歲王小姐的媽媽最近剛被診斷有甲狀腺癌，王小姐也因為甲狀腺結節追蹤多年，很擔心會不會自己也是甲狀腺癌，更害怕兩個可愛的小朋友以後會不會也有甲狀腺癌。

甲狀腺癌常見嗎？會遺傳嗎？有哪些症狀？有哪些情況可以評估甲狀腺癌發生的風險？

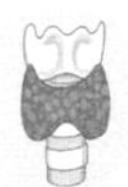

惡性結節不常見

甲狀腺癌是常見癌症嗎？

根據國民健康署公佈最新 2018 年癌症登記資料，甲狀腺癌占全部癌症 3.83%，因罹患甲狀腺癌而死亡占整體癌症死亡率 0.39%。

發生率排名在女性為第 4 位，而男性則在第 13 位；死亡率都沒有擠進前 10 名，女性為第 22 位，男性則為第 26 位。

雖然因為罹患甲狀腺癌而死亡的比率很低，必須注意的是在過去 20 幾年，台灣甲狀腺癌發生個案數明顯增加，從 1990 年 457 人到 2018 年的 4445 人，呈現倍數成長，國際上各個國家也有同樣的趨勢。鄰近韓國，比較 1993 年到 2011 的資料發現甲狀腺癌診斷個案數有 15 倍的成長。

造成原因很多，其中一項很重要的因素是因為影像檢查普及以及民眾健康意識提升，導致很多很小的癌症很早就被發現。甲狀腺癌有四大類型：乳突癌（最常見）、濾泡癌（第二常見）、髓質癌、未分化癌（請參見 P.123）。

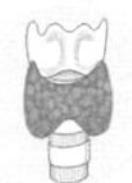

可能導致甲狀腺癌的危險因子

美國癌症學會（American cancer society）整理可能導致甲狀腺癌的危險因子。但這些因子僅供參考，即使有這些狀況，不代表一定會得甲狀腺癌，絕大部份的甲狀腺癌發生都是沒有明確原因。

此外，惡性結節占結節比例不多，所以有結節問題，不用太焦慮。大部份惡性結節也不會引起明顯症狀，因為罹患甲狀腺癌而去世的機會相對很低，有些危險因子雖然可以用來評估甲狀腺癌發生的風險，但除了輻射暴露之外，其他只能僅供參考。

輻射暴露

輻射暴露是少數被證實跟甲狀腺癌發生有明確關聯的危險因子。越年輕接受輻射暴露，且劑量越大，產生甲狀腺癌的危險性越高。

1986 年車諾比核災事件後，居住在附近的兒童在日後追蹤被發現有很高比例罹患甲狀腺癌，即使是當初協助清理現場的成年人也

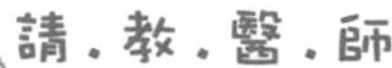

結節愈大，惡性的機會愈高？

不一定。許多研究利用**結節大小**來分析是否影響**惡性機率**。有些研究顯示當結節越大，發現結節內有惡性的機會較高，但也有研究顯示結節大小與發現惡性細胞沒有明顯關聯。

是否能用結節大小來預測惡性，目前並沒有一致性的結論。對於大的結節，臨床上最擔心裡面藏有惡性細胞，這種情況下穿刺也很難診斷。舉例來說，3 公分惡性結節透過穿刺很容易就可以診斷，即使是 0.5 公分惡性結節，有經驗的醫師也可以藉由穿刺來診斷，但是 0.5 公分的惡性結節如果藏在 3 公分良性結節裡面，就很難被發現。

目前沒有明確共識建議當結節長到多大就一定要開刀，重點還是在於結節是否引起症狀（外觀問題或者是壓迫症狀），再考慮是否要治療。對於藏在內部的微小癌症，目前也沒有特別方法可以發現，原則上還是建議定期超音波追蹤。

被發現有較高比例產生甲狀腺癌。兒童時期如果因爲疾病需要接受放射線治療，日後也有較高風險會產生甲狀腺癌。

那麼接受 X 光或者是電腦斷層等，這些有輻射暴露的檢查是否會增加罹患甲狀腺癌的風險？

這些診斷用的檢查，輻射劑量遠低於放射線治療（電療），目前沒有明確證據顯示會增加甲狀腺癌發生機率。不過兒童對於輻射暴露還是相對敏感的族群，接受檢查前，務必與醫師討論需要性。

基因遺傳

只有**家族性髓質癌**有較明確基因遺傳問題，其他類別的甲狀腺癌大部份都是偶發。被診斷爲髓質癌時，會建議父母、兄弟姊妹以及小孩要一起檢驗，是否具有特定基因異常，以評估是不是發生髓質癌的高危險群。

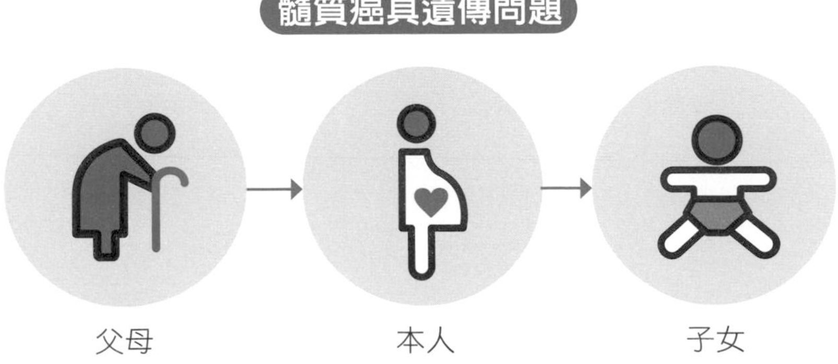

髓質癌具遺傳問題

父母 → 本人 → 子女

家族史

一等親內如果有甲狀腺癌的狀況，也有較高風險可能會有甲狀腺癌。要注意，但是不要太過擔心。

碘

濾泡癌在缺碘的地區比較常見。乳突癌則在高碘飲食的地方較常見。目前國內在食鹽加碘後，比較少有明顯缺碘的情況，但實際測量尿液中碘濃度，台灣人體內碘含量還是稍微偏低。

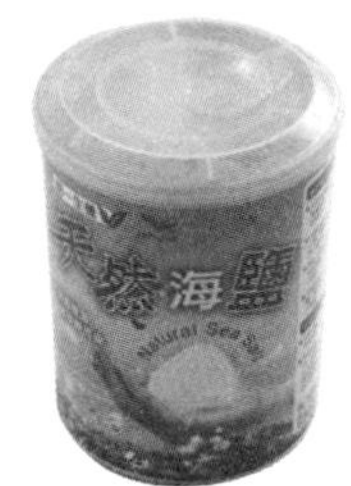

國內在食鹽加碘後，比較少有明顯缺碘的情況。

性別

女性比男性容易有結節問題，惡性發生機會也是女性比男性高，根據台灣資料顯示女男比率大概是 3：1，甲狀腺癌好發年紀差不多都在 50 歲左右。

結節很多很大一定會是惡性嗎？

第三節

甲狀腺乳突癌——最常見的甲狀腺癌

甲狀腺癌有九成都是乳突癌，屬於治療效果較好的一種癌症。雖然預後好，也不能輕忽，治療完必須配合醫師定期追蹤，以免延誤發現復發的狀況。

［案例］

49 歲的葉小姐剛被診斷是甲狀腺乳突癌，很擔心是不是不治之症，治療效果會不會很差，是第幾期，自己還能活多久，是不是沒有機會繼續陪伴自己孩子長大。

葉小姐的問題是乳突癌病人常見的疑問，到底乳突癌從哪裡來、會不會很致命、癌症分期有什麼特別以及治療成效怎樣？

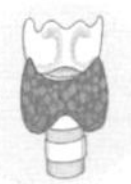

乳突癌從哪裡來？

乳突癌來自於甲狀腺內的**濾泡細胞**。濾泡細胞是構成甲狀腺的主要細胞，除了會變成乳突癌外，也會形成濾泡癌。乳突癌與濾泡癌被稱為「**分化型甲狀腺癌**」，屬於治療效果較好的甲狀腺癌。

根據國民健康署公佈的資料，乳突癌占台灣甲狀腺癌的 90%，國際上的數據大概是占 85%。台灣跟世界呈現一樣的趨勢，都是由乳突癌佔甲狀腺癌的大宗，女性得乳突癌比率高於男性，比例大概是 3：1。

乳突癌分期的特點

台灣遵循美國癌症學會所發表的癌症分期指引來區分癌症期別。決定癌症期別有三個指標 (TNM)：腫瘤大小以及侵犯範圍 (T, Tumor)、附近淋巴結是否受影響 (N, Lymph node) 以及是否有遠端轉移 (M, Metastasis)。

- **分化型甲狀腺癌（包含乳突癌與濾泡癌）**：期別不同於其他癌症，「年紀」是一個很重要的指標。過去以 45 歲當標準，2018 年最新指引把年紀提升到「**55 歲**」。
- **小於 55 歲以下的分化型甲狀腺癌**：只分成「**兩期**」，腫瘤不管多大或者是有無淋巴結轉移都不影響分期。

・第一期	沒有遠端轉移
・第二期	有遠端轉移（常見是肺部或骨頭轉移）

台灣甲狀腺癌好發年紀，不論男女都是在 50 歲左右，除非一開始就發現有遠端轉移（相對少見），不然絕大部份被診斷的病友都是第一期。大於或等於 55 歲以上的分化型甲狀腺癌，就必須考量腫瘤大小以及淋巴結是否有轉移，分期方式就較為複雜。

理論上，越早期預後越好。第一期乳突癌，接受完整治療後，五年存活率幾乎爲 100％，所以預後很好（活得久）。**但請注意，預後好≠不會復發！**雖然絕大部份甲狀腺乳突癌治療後預後都很好（活得久），但是不等於不會復發。美國甲狀腺協會在 2015 年公告的甲狀腺治療指引中，提出低、中、高三種**風險分層系統**用來預測甲狀腺癌治療後可能復發的風險（請參見 P.259 的表）。

下面提到兩位病人雖然都是第一期，但王太太就屬於低風險族群，治療完後可以活得久（預後好）又活得有品質（復發風險低）。反觀林先生腫瘤已經吃穿甲狀腺並侵犯周邊肌肉而且外側淋巴結有轉移，至少就是中度復發風險族群。如果外科手術無法將腫瘤切除乾淨，就變成高度復發風險族群。因此林先生雖然可以活得久（預後好）但不一定活得有品質（有中到高度復發風險）。

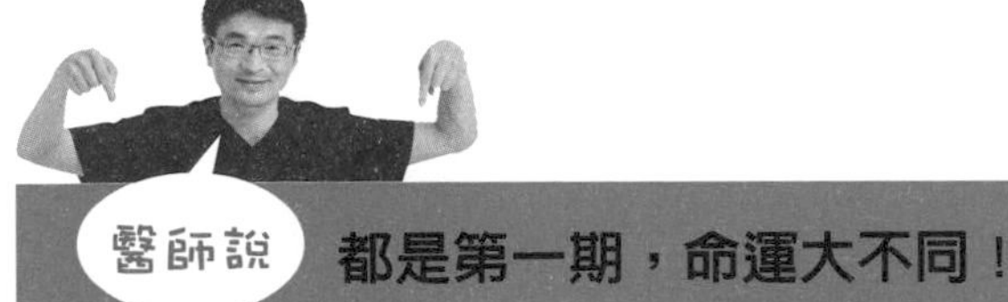

醫師說 **都是第一期，命運大不同！**

以臨床個案來舉例：

· 50 歲林先生，甲狀腺乳突癌，腫瘤大小 4 公分，且侵犯周邊肌肉組織，外側淋巴結轉移；

· 44 歲王太太，甲狀腺乳突癌，腫瘤大小 0.8 公分，甲狀腺包膜完整，無明顯淋巴結轉移。

兩位病人都是乳突癌，沒有遠端轉移，且年紀都小於 55 歲，所以是「第一期」甲狀腺癌。

第四節

甲狀腺濾泡癌——與惡的距離一線之隔

濾泡癌是僅次於乳突癌第二常見的甲狀腺癌，濾泡癌與乳突癌系出同門，都是來自於甲狀腺內的濾泡細胞，兩者被歸類為「分化型甲狀腺癌」，屬於治療效果較好的甲狀腺癌。

[案例]

30歲王小姐拿著外院細胞穿刺報告來到診間諮詢，上面寫著「疑似濾泡腫瘤」。

王小姐緊張的詢問：「醫師說無法排除惡性的可能，建議最好開刀。濾泡腫瘤就一定是癌症嗎？有沒有其他可以進一步確定的方式？」

「網路上說最常見的甲狀腺癌是乳突癌。濾泡腫瘤跟乳突癌有什麼不一樣？我該怎麼辦？」

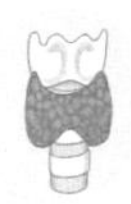

什麼是濾泡腫瘤？

濾泡腫瘤屬於「良性」，所以濾泡腫瘤≠濾泡癌。

與常見甲狀腺結節型態最主要差異是，濾泡腫瘤在病理組織下會有**一層包膜**包覆在外側。

濾泡腫瘤的診斷

超音波或抽血都無法明確診斷濾泡腫瘤，必須倚靠取得細胞或者是組織才有機會診斷。

➲ 細針穿刺 VS 粗針切片

濾泡腫瘤與常見結節最大差異是有無「**包膜**」，內部細胞排列或者是型態會有差異，但有些結節也可能會表現出類似濾泡腫瘤的細胞型態，所以單純靠內部細胞，很難明確診斷。

- **細針穿刺**：只能取得內部細胞，要直接診斷濾泡腫瘤是非常大挑戰，有時甚至會出現穿刺疑似濾泡腫瘤，開刀後發現是良性結節。這種情況並非誤診，只能說明濾泡腫瘤在診斷上是非常困難的情況。

- **粗針切片**：不同於細針穿刺，可以取得**結節組織**。如果有機會同時取得包膜以及包膜內細胞，可以提供醫師更多診斷證據，提高正確診斷濾泡腫瘤的機會。但粗針切片技巧以及難度高，可能會有出血以及疼痛風險。相較於細針穿刺，粗針切片有較高機會協助醫師診斷濾泡腫瘤。

細針穿刺 vs 切片針

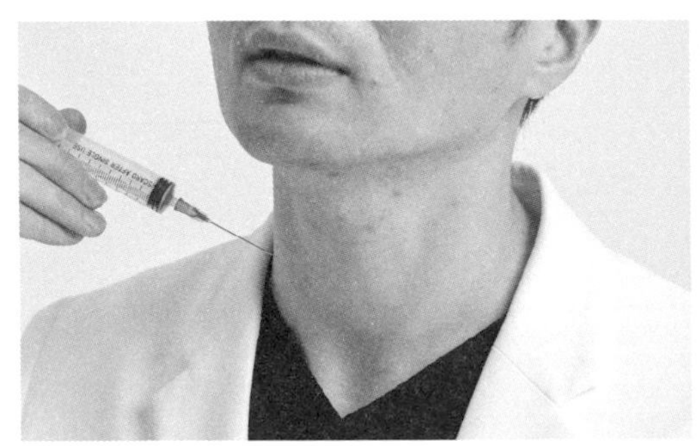
細針穿刺，只能抽取內部細胞。

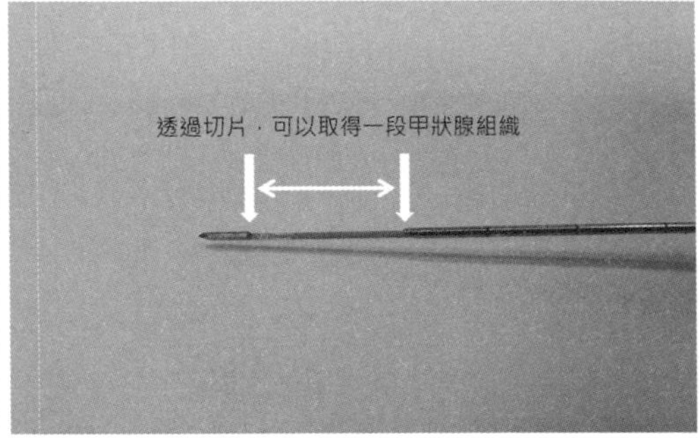

粗針切片，可取包膜組織。

細針穿刺 VS 粗針切片示意圖

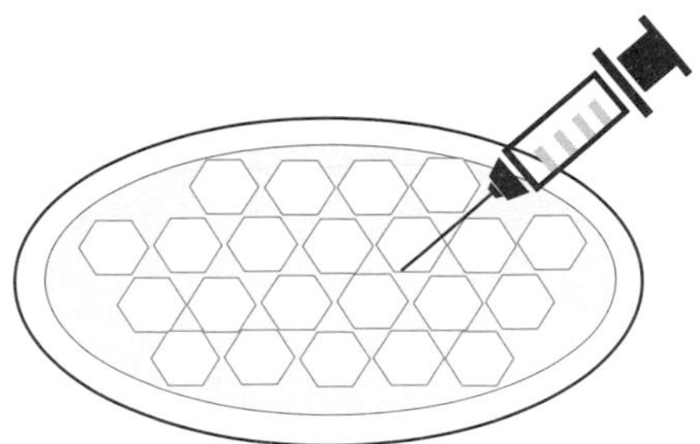
細針穿刺：只能抽取內部細胞，無法明確診斷是否為濾泡腫瘤。

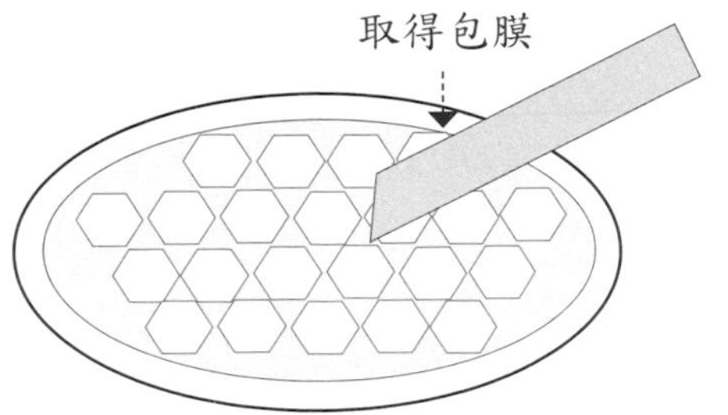

粗針切片：試著取得包膜組織，協助診斷。難度極高，且有風險。

濾泡腫瘤跟濾泡癌的差別？

根據 2015 年美國甲狀腺協會公佈的指引，濾泡腫瘤有 **15 到 30%**最後會被證實是濾泡癌。當有**任何包膜或包膜內血管被腫瘤細胞侵犯**，甚至是**跑到包膜外面**，就會被診斷是濾泡癌。

要區別濾泡腫瘤（良性）跟濾泡癌（惡性），病理科醫師必須詳細檢查**整個包膜**是否有受到侵犯。所以必須透過**外科手術完整切除**，才有辦法區別兩者差別。

濾泡癌跟濾泡腫瘤的差別

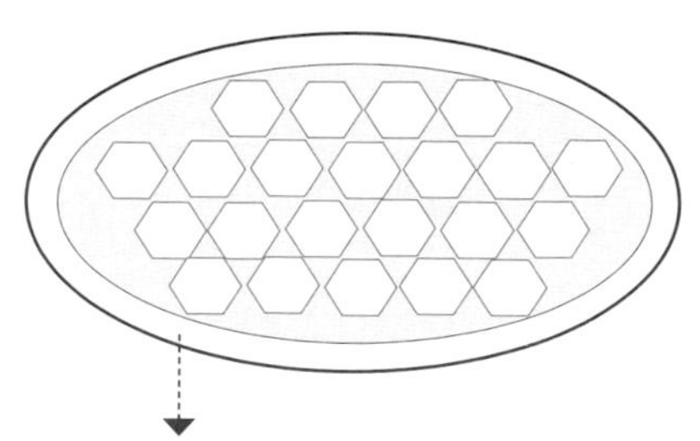

濾泡腫瘤（良性）：包膜薄，無任何腫瘤細胞侵犯。

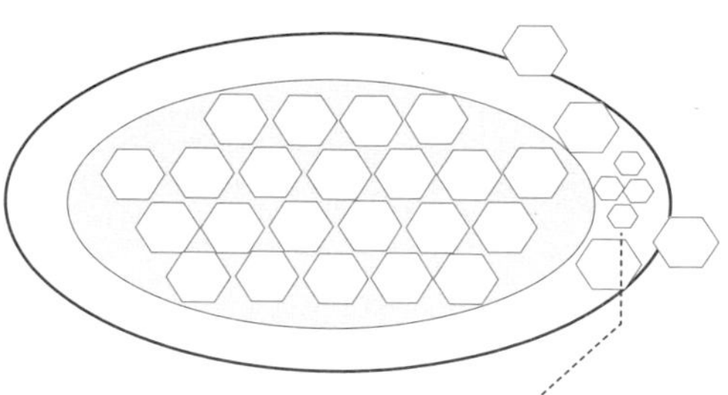

濾泡癌（惡性）：包膜厚，包膜或血管有腫瘤細胞侵犯。

濾泡癌從哪裡來？

濾泡癌與乳突癌系出同門，都是來自於甲狀腺內的**濾泡細胞**，兩者被歸類爲「分化型甲狀腺癌」，屬於治療效果較好的甲狀腺癌。

濾泡癌是僅次於乳突癌第二常見的甲狀腺癌，國際上數據顯示占 12％，但國民健康署公佈的資料，濾泡癌僅占台灣甲狀腺癌的 5％。女性得濾泡癌比率高於男性，比例大概也是 3：1。

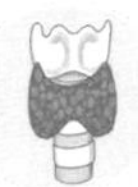

濾泡癌分期

濾泡癌與乳突癌共用同一套分期方式，治療方式也類似。請參見 P.123。

濾泡癌跟乳突癌有什麼不同？

濾泡癌容易遠端轉移（肺部或骨頭）！乳突癌常見脖子局部淋巴結轉移，但濾泡癌喜歡走不一樣的路，比較會有肺部或骨頭遠端轉移風險，脖子淋巴結轉移機會反而較低。

相較於乳突癌，絕大部份透過細針穿刺都有機會正確診斷。穿刺或者是切片有機會診斷濾泡腫瘤，但要區別是不是濾泡癌，只能透過外科切除手術取得完整組織才有機會。不過濾泡癌與乳突癌同屬「分化型甲狀腺癌」，只要接受完整治療，通常都有很好的效果，所以不用太過擔心。

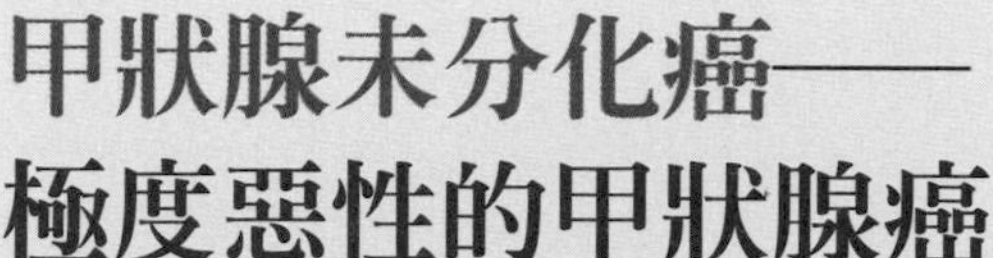

第五節

甲狀腺未分化癌——極度惡性的甲狀腺癌

甲狀腺未分化癌是四大甲狀腺癌中最惡性，治療效果及預後也是最差的一種類型。家中長輩如果出現快速長大的脖子腫塊而且伴隨疼痛與皮膚變化，必須儘快就醫，釐清造成原因。

［案例］

70 歲王奶奶到門診時，講話已經有點費力、呼吸有點喘，頻頻抱怨脖子很痛且明顯腫大、皮膚伴隨紅腫變化；觸診也發現脖子有許多腫大的淋巴結。家屬也覺得腫塊長大很快，每週都覺得腫塊有變大。

照了超音波，已經看不出正常甲狀腺形狀，惡形惡狀的腫瘤伴隨頸部淋巴結異常。雪上加霜的是，胸部 X 光也發現一顆腫瘤。

請外科醫師來評估，外科醫師搖搖頭說：「腫瘤已經侵犯氣管、食道還有周邊肌肉組織，已經無法切除乾淨，只能轉給腫瘤科醫師幫忙。」半年後，從腫瘤科醫師那聽到王奶奶已經走了。

網路資料不是說甲狀腺癌都很友善，為什麼王奶奶這麼快就離開人世？

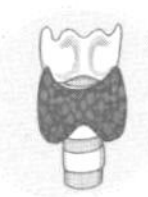

甲狀腺未分化癌從哪來？

未分化癌跟乳突癌以及濾泡癌系出同門，都來自甲狀腺內的**濾泡細胞**，不同於兩種常見的甲狀腺癌被稱作「**分化型甲狀腺癌**」，未分化癌則屬於「**未分化型甲狀腺癌**」。惡性程度是四大甲狀腺癌中最惡性，治療效果以及預後也是最差的一種類型。

雖然非常惡性，但未分化癌發生機會很低，根據國民健康署公佈的資料，台灣甲狀腺未分化癌發生個案數每年很少超過 50 例。女性比例稍高，很少發生在 60 歲以下。

哪些人是高危險群？

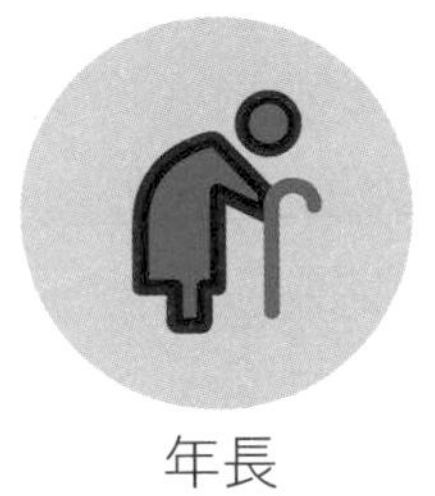

年長

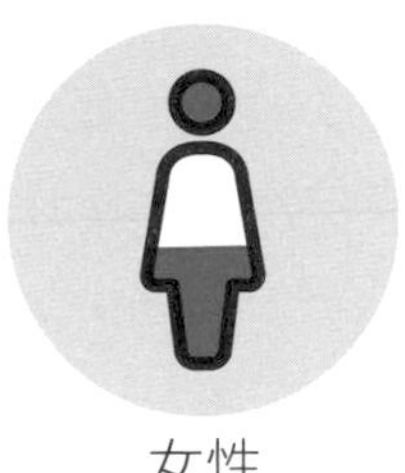

女性

甲狀腺未分化癌，較常發生於女性及年長者。

快速長大伴隨疼痛、脖子皮膚有紅腫變化

相較於其他甲狀腺癌的「沒有症狀」，未分化癌會表現出非常明顯的症狀。病人會抱怨有明顯持續快速長大的脖子腫塊，伴隨疼痛感，疼痛感不會隨著時間減緩、脖子皮膚也容易發現有紅腫現象。

如何與結節伴隨出血性變化或者是出血性囊腫作區別呢？上述兩種情況也會出現快速長大而且伴隨疼痛的情況。不同於未分化癌，這兩種情況脖子腫塊並不會一直長大，而且疼痛感最多維持不超過一周，甚至有些情況只會發現有長大的脖子腫塊，沒有伴隨任何疼痛感。

未分化癌通常一發現很常已經侵犯氣管（導致呼吸喘）、食道（吞嚥困難）、神經（聲音沙啞），甚至周邊大血管。

九成以上會伴隨脖子淋巴結轉移甚至是遠端肺部或者是骨頭轉移。

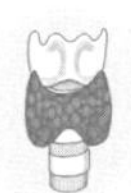

未分化癌的治療方式

能開刀就開刀，能開多乾淨就開多乾淨

只有極少部份早期發現的未分化癌有機會完全切除乾淨。

絕大部份未分化癌發現時，已經侵犯周邊重要構造甚至是長到胸腔裡面，要倚靠外科手術切除乾淨已經不容易。

搭配電療與化療，無須碘 131 治療

甲狀腺癌常用的碘 131 治療，只適用於手術後全切除的乳突癌與濾泡癌，在未分化癌沒有角色。

對於無法開刀或者是開刀無法切除乾淨的未分化癌，電療與化療是可以考慮的選項，但只是扮演緩和醫療角色，延長病人生命。

不管接受哪些治療方式，都要確保病人呼吸道順暢。不少病人會因爲呼吸道阻塞甚至窒息而過世。

預期存活機會不佳

一旦診斷未分化癌，不管大小，就是第四期，死亡率幾乎是100%。絕大部份存活時間是 5 個月，同時伴隨肺部或其他位置轉移，存活時間會更短，一年存活率大約爲 20%，少數人有機會活到兩年。整體來說，是極度惡性而且症狀極爲凶猛的癌症。所以跟最常見分化型甲狀腺癌是完全不同的臨床表現。

不是每個甲狀腺癌都很友善，甲狀腺未分化癌是一種非常致命的類型。家中長輩如果出現快速長大脖子腫塊，而且伴隨疼痛與皮膚變化，必須儘快就醫，釐清造成原因。一旦診斷未分化癌必須儘快治療，避免疾病進展太快導致束手無策的狀況發生。

第六節

甲狀腺髓質癌——可能有遺傳傾向的甲狀腺癌

屬於第三常見甲狀腺癌類型。大部份髓質癌都是偶發，但不同於其他三種類型，大概有四分之一的髓質癌會有家族遺傳性，或者是合併其他問題。

[案例]

「我有甲狀腺癌，有可能會遺傳嗎？」

當病友被診斷甲狀腺癌，最擔心是不是會遺傳給兒女。

其實絕大部份的甲狀腺癌都不會有家族遺傳性的問題。

但甲狀腺髓質癌是最特殊的一個類型，不但來源跟其他類型不同，也被證實有遺傳的風險。

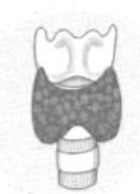

甲狀腺髓質癌從哪來？

不同於乳突癌、濾泡癌以及未分化癌都來自甲狀腺內的濾泡細胞，髓質癌來自於甲狀腺內的濾泡旁細胞（或者被稱作C細胞），屬於第三常見甲狀腺癌類型。

但根據國民健康署公佈的資料，台灣甲狀腺髓質癌發生個案數不多，每年很少超過50例，女性比例也一樣稍高。跟未分化癌一樣，都是少見的甲狀腺癌類型。

25%髓質癌有家族遺傳性或者合併第二型多發性內分泌腫瘤

大部份髓質癌都是偶發，但不同於其他三種類型，大概有四分之一的髓質癌會有家族遺傳性或者是合併其他問題。

一旦確診爲髓質癌，最好檢測是否有**RET致癌基因突變**，如果有基因突變，會建議兄弟姊妹以及子女都一同檢查是否也帶有RET致癌基因突變。

發現髓質癌時，病人可能同時有第二型多發性內分泌腫瘤問題，此時就會伴隨有**副甲狀腺增生**，以及腎上腺髓質會長出**嗜鉻細胞瘤**（pheochromocytoma）。所以會建議要檢查這些器官是不是也有問題。

相較於其他三種類型很少有遺傳問題也都侷限在甲狀腺內，如果診斷是髓質癌，必須排除家族遺傳性或者有合併其他問題。

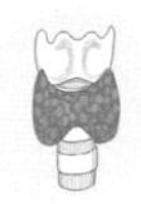

抽血可檢查降鈣素及癌胚胎抗原

髓質癌跟其他三種類型一樣，**通常不會導致**甲狀腺功能亢進或低下。其他三種類型，沒有明確抽血癌症指標可以用來判斷是否有癌症存在，但髓質癌會分泌**過量的降鈣素（calcitonin）和癌胚胎抗原（Carcinoembryonic antigen, CEA）**，如果甲狀腺結節伴隨異常升高的降鈣素和癌胚胎抗原，必須強烈懷疑可能有髓質癌。

通常腫瘤越大，降鈣素會越高，手術前降鈣素的數值可用來預測髓質癌是否有轉移的情形，當數值大於 500pg ／ mL 甚至超過 1000pg ／ mL 要安排其他檢查，排除遠端肝臟、肺臟或者是骨頭轉移的狀況。

髓質癌還是相對少見的問題，目前並沒有指引建議，當發現結節的時候要常規檢驗降鈣素和癌胚胎抗原兩項抽血數值。

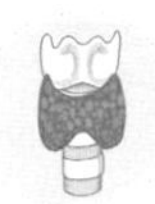

髓質癌的治療方式

兩側甲狀腺組織全切除伴隨中心區淋巴結廓清

與分化型甲狀腺癌不同，一旦發現有髓質癌，不管大小或侵犯範圍，建議直接接受兩側甲狀腺全切除。

中心區的淋巴結手術前即使沒有症狀證實有轉移情況，不少證據還是支持可以做預防性淋巴結廓清手術。不過外側脖子淋巴結目前還是建議在手術前要有明確證據顯示有轉移，才需要做淋巴廓清手術。

分化型甲狀腺癌術後可以考慮接受碘 131 治療，但髓質癌並不會吸收碘，所以無法接受術後碘 131，所以會希望第一次手術就儘量將甲狀腺組織全切除，避免日後復發機會。

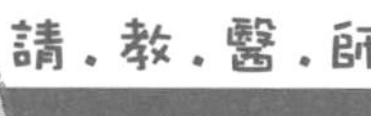

避免日後轉變成髓質癌，預防性甲狀腺切除？

如果罹患髓質癌，子女基因檢測也發現有 RET 基因突變，可能是家族遺傳性髓質癌。何時會從正常甲狀腺發展成髓質癌，會隨著基因突變程度不同而有差異。目前有些證據顯示，如果是高危險群，甚至會建議在兒童時期就預防性將甲狀腺切除，避免日後轉變成髓質癌。其他三類甲狀腺癌沒有任何證據顯示要對子女進行基因檢驗，甚至是考慮預防性切除的處理。

髓質癌不常見，卻是四大甲狀腺癌中唯一一個有家族遺傳性風險的種類。一旦診斷，會建議要檢查是否有基因突變，甚至是合併其他問題。在治療方面，儘早接受外科手術全切除是最適當的處理方式。

Part

5

甲狀腺結節·癌·囊腫治療Q&A

第一節

甲狀腺結節——超音波追蹤．藥物治療

超音波追蹤

［案例］

「結節已經追蹤好久了，雖然都沒什麼變化。穿刺也都是良性，醫師也說惡性機會不高，可是都不治療，不會有問題嗎？」坐在診間的金小姐唉聲嘆氣的說。

「那妳有任何不舒服嗎？有什麼症狀嗎？」醫師問。

「沒有任何症狀啊！只是甲狀腺長結節，心裡總是有個牽掛，一直追蹤不處理，還是怕怕的。」「如果想治療，我有什麼選擇啊？只能開刀嗎？」金小姐一口氣丟出許多疑問。

「如果沒有症狀，也不是惡性，定期追蹤是比較合適的處理方式。」

「當然可以開刀切除一勞永逸，但是可能面臨功能低下需要終身補充甲狀腺素的風險。目前也有其他非外科切除手術可以選擇，但還是建議可以先定期追蹤就好。」醫師耐心地解說。

Q 要考慮治療而不是單純超音波追蹤的結節？

A：惡性結節、良性結節造成臨床症狀，或者藥物無法控制的自體甲狀腺炎。

・惡性或「疑似惡性」結節：當穿刺結果是「惡性」或者是「疑似惡性」，需與醫師討論是否接受外科手術切除或是其他治療方式，不建議只用超音波追蹤。少數情況下，像是「低危險性微小甲狀腺乳突癌」，在與醫師討論後，利用超音波追蹤是可以考慮的處理方式之一。

・有臨床症狀且造成生活上困擾：良性結節雖然不會引起生命危險，但有些會導致外觀問題或者是壓迫症狀。最常見的外觀問題是脖子會出現明顯「不對稱腫塊」，常常會讓病患在日常生活中引起旁人關心；如果因爲這樣導致心理上的壓力，可以考慮接受治療。

壓迫症狀像是有異物感或是吞嚥不舒服等，這些都屬於主觀症狀；當已經排除其他可能導致的原因（最常見是腸胃道問題引起），最後確定是結節所造成，就可以考慮治療以改善生活品質。

但即使出現這兩種症狀，但沒有引起生活上的任何困擾，也可以考慮先定期利用超音波追蹤，不需急著接受治療。

・藥物無法控制的自體甲狀腺炎：橋本氏甲狀腺炎（Hashimoto's thyroiditis）與葛瑞夫茲氏病（Graves' disease）是兩種因體內產生抗體攻擊甲狀腺，導致甲狀腺功能異常的自體免疫甲狀腺炎。

標準治療方式是服用藥物治療因為功能異常所造成的症狀；當藥物已經無法有效改善甲狀腺功能，或者發生上述所提外觀問題或壓迫症狀，也可以考慮接受外科切除手術。

Q 影像檢查高度懷疑是惡性，但穿刺不是，該處理嗎？

A：與醫師討論後，可以考慮接受外科切除手術。

在前面超音波檢查的章節，我們提過當結節出現高度疑似惡性超音波表現時，有70～90%機率可能會是惡性。如果接受多次穿刺，但結果不是惡性，該怎麼辦？這種情況下，在與醫師討論後，可以考慮接受外科切除手術。

・**影像高度懷疑是惡性≠一定是惡性**：但要澄清一點，實際上，在某些特殊情況下，結節會出現高度疑似惡性超音波表現，但卻不是真的惡性。像是：治療過後的良性結節。

除了外科切除手術外，由於醫療進步，現在有許多非外科手術切除方式來治療良性甲狀腺結節，但治療過後的結節，會出現內部成份發生改變，甚至是邊緣從原本的規則轉變成不規則。

這樣的轉變是治療過後的變化，並不是轉變成惡性，必須讓執行超音波檢查醫師了解曾經接受過治療，避免將結節誤判為惡性。

出血性囊腫或者是單純囊腫內部的液體被身體自行吸收，原本邊緣規則的結節可能變成不規則（就好像原本飽滿的氣球變成消風的氣球，形狀會發生變化），內部成份也可能發生改變，這種情況也很容易被誤認為惡性。

囊腫吸收後

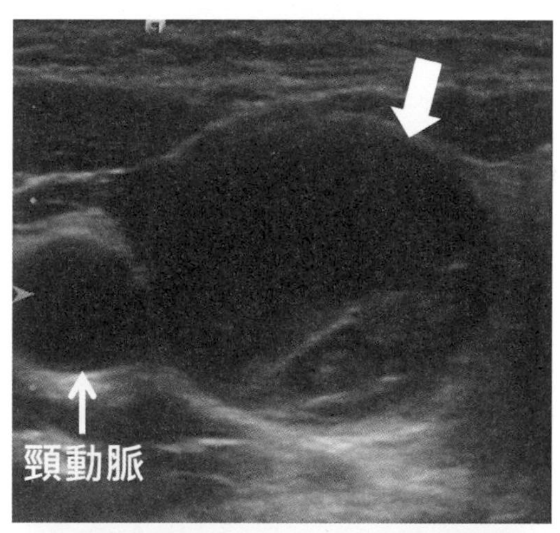

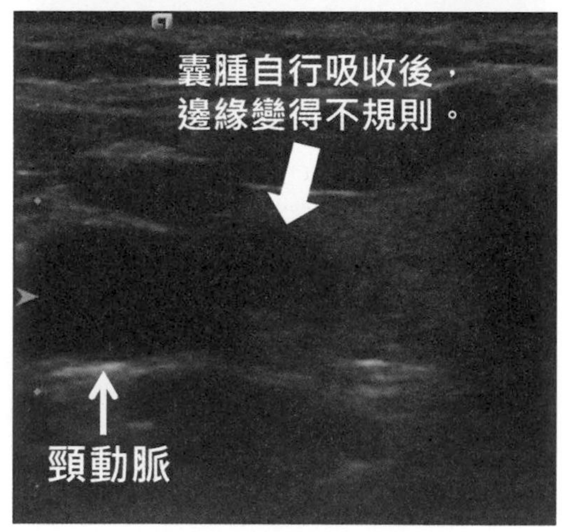

單純囊腫內部的液體被身體自行吸收後，原本邊緣規則的結節可能變成不規則。

・**規則追蹤，避免將以上情形誤認為惡性**：台灣就醫環境方便，超音波是非常普及的檢查，但最好能選擇固定醫院以及醫師，追蹤過程中，醫師才能夠比較過去影像，也能掌握接受過何種治療，避免發生將良性狀況誤判爲惡性的情形，造成病人心理上的壓力。

Q 結節有哪些治療方式？

A：良性結節：藥物、外科切除手術、微創介入治療。
惡性結節：外科切除手術、放射線碘治療、微創介入治療。

對於沒有症狀且沒有明顯超音波疑似表現的良性結節，在門診我常跟病友分享只要快樂過日子，利用超音波定期追蹤就好，但如果想進一步治療，有哪些選擇呢？

- **良性結節**：藥物、外科切除手術、微創介入治療。
- **惡性結節**：外科切除手術、放射線碘治療、微創介入治療。

有結節何時要治療，一直困擾許多病患，掌握「惡性」以及「症狀」兩大重點，選擇適合自己的治療方式。對於處理結節的各種選擇，會在接下來的章節說明。

酒精治療過程

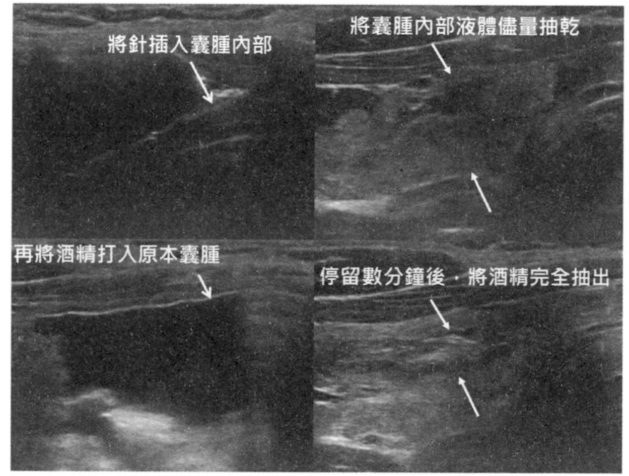

酒精治療的過程。

燒灼治療後

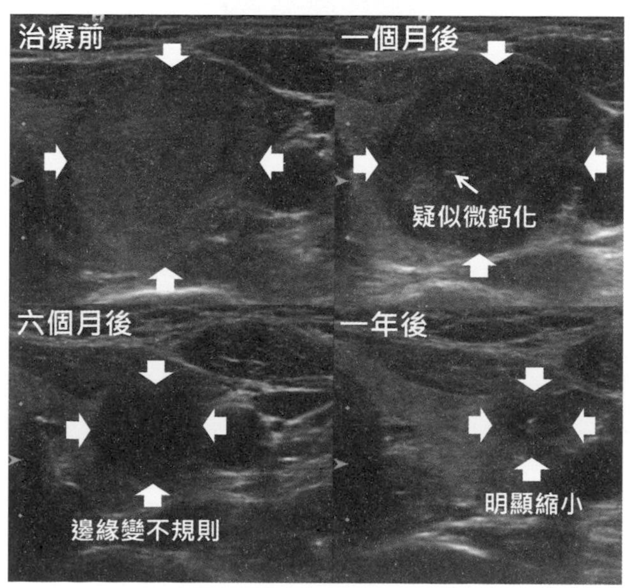

燒灼治療後變化。

結節大小

[案例]

「醫師，良性結節會變大嗎？變大是代表變惡性嗎？」

「結節有可能消失嗎？還是會變小？」

「網路上說，結節越大，越容易是惡性，是真的嗎？一直不處理，良性結節會不會轉變成惡性？」

即使診斷是良性結節，許多病友還是有許多焦慮與不安，對於這些常見問題，在這一章節會跟大家來說明。

Q 甲狀腺結節會變大或是會消失嗎？

A：會變大嗎？常見。會消失嗎？幾乎不會，偶爾可見縮小。

不同研究顯示不同結果，但都有類似趨勢。德國追蹤109位有良性結節病友發現，絕大部份結節**會持續緩慢長大**。追蹤三年後，有一半結節體積增加至少30%。美國追蹤268位有良性結節病友發現同樣趨勢，而且五年後，有將近九成的結節體積變大15%。義大利追蹤多達992位有良性結節病友長達五年，卻發現只有15%的結節體積增大20%以上；比較有趣的是發現有18%的結節會變小，也發現9%的病人在追蹤過程發現有新的結節。

上述研究都沒有提到結節有消失的情況。變大在良性結節並不少見，千萬不要因爲結節變大而感到焦慮。

Q 變大＝變惡性？

A：幾乎不是！

超音波是用來評估結節重要檢查工具，除非結節大到超音波無法評估，不然定期利用超音波追蹤沒有症狀的良性結節是適合的處理方式。

超音波可以有效測量結節大小變化，什麼情況才可以稱爲眞正「變大」，可以參考「2 — 2 — 5 法則」（請參見 P.79）。

前面提到三個研究雖然都顯示結節會慢慢長大，但眞的是惡性的機會非常低，所以不要因爲結節長大就擔心轉變成惡性，大部份還是結節自然發展所造成。

Q 如果是快速長大，會是惡性嗎？

A：有可能！未分化癌以及淋巴癌會有「快速長大」的表現。

未分化癌最常見的症狀就是快速長大的甲狀腺腫塊，而且會伴隨強烈疼痛感以及像是喘或者是吞嚥困難的壓迫症狀，比較容易發生在 60 歲以上的族群。

淋巴癌在甲狀腺是非常罕見的情形，對於本身有橋本氏甲狀腺炎的病人，有較高機會可能會有淋巴癌。甲狀腺淋巴癌也會出現快速長大的甲狀腺腫塊，但比較少有劇烈疼痛感。

最常見的甲狀腺乳突癌或者其他的濾泡癌還有髓質癌，則幾乎不會有快速長大的狀況。

最常見的情形是「結節伴隨出血性變化」──結節突然快速變大，更常見的情況是內部有出血性變化，這種情況超音波可以協助診斷。

病患常常會抱怨原本的結節突然變得更明顯，或者是原本摸不到，卻突然摸到腫塊。有些會伴隨疼痛感，相較於未分化癌所引起的持續劇烈疼痛，出血性囊腫所導致的疼痛會慢慢緩解，大概一周左右疼痛感就會完全消失；出血的部份也有機會被體內吸收，此時就會發現原本腫塊變小。

Q 甲狀腺結節放久會變成惡性嗎？

A：不太常見！

前面提到義大利追蹤 992 位病友長達五年時間，總共有 1567 顆一開始被認爲是良性甲狀腺結節，最後雖然有 5 顆被發現是惡性，但是其中 4 顆一開始超音波表現就有異常，另外 1 顆是小於 1 公分結節再追蹤過程發現內部成份有改變，還有 2 顆一開始沒被發現，是後來才新長出來的惡性結節。

甲狀腺結節不理放久會變惡性嗎？雖然有可能，但是不常見。重要的是要定期利用超音波追蹤，注意結節形狀或者是內部成份是不是產生變化。

進一步探討義大利研究，對於超音波表現有疑似問題的結節（超音波疑似惡性表現可參見 P.78），即使穿刺沒看到惡性細胞還是要小心追蹤，避免因為穿刺取樣誤差，導致無法診斷結節是否為惡性。

Q 結節愈大，惡性機會愈高？

A：不一定。

不同研究對於結節大小在預測惡性機率所扮演角色並沒有一致性的結論。多大的結節比較容易會有惡性機會，目前也沒有明確的建議，所以不能說結節越大就越容易是惡性或者是越容易變成惡性。

當結節越大，如果只是某些部份含有惡性細胞，穿刺要準確取樣是非常困難，所以要診斷藏在大結節裡面的惡性部位，對醫師來說是非常大的挑戰。

美國甲狀腺協會僅建議，當**良性結節大於 4 公分且伴隨外觀問題或者壓迫症狀**時，可以**考慮**開刀處理。主要是因為有症狀才建議考慮處理，而不是因為擔心變成惡性才要處理。

所以當有較大結節時，可根據自身考量，與醫師討論最適合的處理方式。

良性結節在追蹤過程變大是相對常見的狀況，不需要因此擔心是不是變成惡性。快速長大比較常見是結節內出血造成，通常有機會由體內吸收，但還是要注意甲狀腺癌可能。

目前也沒有確切證據顯示，良性結節追蹤越久越容易變成惡性，但還是要定期利用超音波追蹤，注意結節形狀或者是成份是否有改變，這時候就需要進一步檢查是否有問題。

結節用藥

［案例］

26 歲曹小姐發現有結節問題好多年，超音波檢查沒有明顯疑似惡性表現，穿刺結果也都沒看到惡性細胞，甲狀腺功能也都正常。

因為擔心結節會長大，所以一直服用藥物控制，一段時間下來，結節大小都維持穩定，甚至有稍微變小的趨勢。

曹小姐問：「吃藥雖然幫忙讓結節大小維持穩定，可是常常會有心悸、手抖以及容易覺得燥熱的情況。不過好像比較不容易變胖，可以很放心享受大餐，但是吃藥要吃多久？」

醫師：「吃藥雖然有幫忙，但其實不是每個病人都會有反應。而且通常停藥之後，結節還是有可能慢慢長大。目前看起來吃藥有引起一些副作用，或許可以考慮停藥，改成超音波定期追蹤就好。」

Q 哪種藥物可以控制結節？

A：甲狀腺素。

先排除結節沒有造成功能異常，才可以考慮使用藥物來處理結節，惡性結節則不建議使用。

藥物主要目的是用來**避免結節長大**，而不是讓結節消失。

藥物首選是甲狀腺素，台灣最常使用的是**昂特欣（Eltroxin）**。當服用甲狀腺素後，身體會感受到體內甲狀腺素濃度升高，大腦腦下垂體會自動調節，**降低促甲狀腺素（TSH）分泌**，減少對甲狀腺的刺激，當刺激降低就有機會減緩結節長大的速度。

Q 藥物是否有副作用？

A：長期服用有可能會造成骨質疏鬆以及心律不整。

如果是因爲甲狀腺功能低下而需要補充甲狀腺素，醫師會根據病人狀況給予適當劑量，會產生副作用的機會較低，可以安心與醫師配合。

如果要透過補充甲狀腺素來達到抑制甲狀腺結節長大，會希望劑量可以達到輕微甲狀腺功能亢進的情況（正常 TSH 範圍爲 0.4 ～ 4.0mIU/L，有效治療劑量希望將 TSH 降低到小於 0.2 mIU/L 甚至是小於 0.1 mIU/L），有時候就會出現功能亢進的相關症狀，像是心悸、手抖、體重減輕、燥熱、拉肚子或者是月經不規則等狀況。

長期服用甚至要擔心會造成骨質疏鬆以及心律不整的情形，所以**不建議停經後婦女以及老年人使用**。

有些研究建議只需要將 TSH 降到正常範圍的下限，就可以避免產生功能亢進的症狀，但是否能有效果縮小結節體積，還需要更多證據來支持。

Q 服藥的效果如何？

A：縮小的機會很低。

許多研究顯示，當補充甲狀腺素後，達到臨床上顯著縮小（體積縮小大於 50%）的機會很低。當補充 6 到 18 月的時間，結節體積平均可以縮小 5 到 15%，6 到 8 個病人接受治療，才有一位會有反應。

補充甲狀腺素也有機會減少新的結節產生，但**停止服用藥物後，結節又會開始慢慢長大**。

有研究發現，當**補充足量的碘（吃 5 克的食鹽約攝取 100 微克的碘，19 歲以上成人建議每日攝取 140 微克）**，也有機會縮小結節體積（熱結節病人或甲狀腺功能亢進病人不建議攝取過量碘）。

Q 什麼情況下建議吃藥？

A：目前美國主要指引都不建議利用補充甲狀腺素來處理良性甲狀腺結節。

美國甲狀腺協會特別指出，在**碘攝取量足夠**的地方，不需要使用甲狀腺素來治療良性甲狀腺結節。

根據國民健康署「2010～2013 國民營養健康狀況變遷調查之尿液碘濃度分析計畫」分析結果，102 年台灣 6 歲以上人口的尿液碘濃度中位數爲 96 微克／升，有 **51.9%國人尿液碘濃度低於**世界衛生組織所建議碘濃度下限 100 微克／升，屬於碘攝取**輕微不足的國家**。

總結來說，補充甲狀腺素並無法有效達到顯著縮小結節的目的，而且停藥之後效果就無法持續，結節會繼續慢慢長大。除了可能會產生甲狀腺亢進相關症狀之外，長期吃藥又可能產生骨質疏鬆，以及心律不整的風險。

目前國際上並不建議服用甲狀腺素的方式來處理良性甲狀腺結節，但如果眞的很擔心結節會長大，或許跟醫師討論後，可以考慮先試試看藥物效果，如果產生或者無法忍受藥物副作用，可以改成用超音波定期追蹤就好。

第二節

低危險微小甲狀腺乳突癌——先用超音波觀察？

［案例］

甲狀腺癌不開刀，只觀察？69 歲李爺爺意外發現甲狀腺有 1 顆 0.6 公分小結節，邊緣看起來不規則，內部成份也疑似有微鈣化，所幸其他部位以及兩側脖子淋巴結都沒有明顯異常。因為家屬很擔心，所以安排穿刺檢查，之後發現是乳突癌。

家屬擔心的詢問：「爺爺身體沒有很好，糖尿病高血壓控制都不太好，如果要開刀，身體會不會受不了？開完刀後還能活多久？」

醫師：「對於甲狀腺癌標準治療方式當然是外科手術切除，爺爺雖然是癌症，幸好小於 1 公分，且完整包覆在甲狀腺內，可以先考慮只切除一邊，之後再追蹤。」

家屬討論後還是非常猶豫，他們不希望爺爺承受太多辛苦的治療過程。

醫師：「爺爺的問題屬於低危險性微小甲狀腺癌，且根據爺爺的年紀，目前有些證據顯示可以考慮選擇用超音波追蹤。」

家屬瞪大眼睛說：「只用超音波追蹤，不安排任何其他治療，這樣方式可行嗎？！」

Q 甲狀腺癌的死亡率高嗎？

A：佔整體癌症死亡率不到 1％。

在過去二十年，世界各國甲狀腺癌發生率迅速上升，台灣從 1990 年到 2018 年甲狀腺癌個案數有 8 倍成長，韓國則從 1993 年到 2011 年有 15 倍成長，至於美國從 1975 年到 2009 年成長速度雖然較慢，但也有 2.9 倍的增加。

根據國民健康署每年公佈的癌症登記報告，新診斷甲狀腺癌個案從 1990 年 457 人，到 2000 年到達 2000 人，最新 2018 年資料已經達到 4445 人。以歷年資料來看，甲狀腺癌每年新診斷個案數持續呈現往上增加的狀況，還沒看到往下掉的趨勢，世界各國也都呈現同樣狀況，不是只有台灣才面臨到這個問題。

目前沒有明確原因來解釋這樣的趨勢，不過有些專家認爲是因爲現代人健康意識抬頭，常常主動接受身體檢查，像是頸部超音波，所以會提早發現許多很小、沒有症狀的乳突癌。即使發生個案數逐年明顯增加，但甲狀腺癌死亡率一直維持很低的比例，並沒有隨著發生率大幅上升而有所改變。根據國民健康署 2018 年公佈癌症登記資料，因罹患甲狀腺癌而死亡占整體癌症死亡率不到 1%。

Q 人體潛藏甲狀腺癌的機會高嗎？

A：有風險，但是機會不高。

有些研究發現，針對非死於甲狀腺癌的人進行解剖，有 0.5 到 5.2%的人有潛藏的甲狀腺癌，但終生都沒有被發現，也沒有症狀。

日本曾針對接受乳房檢查的女性病人順便檢查甲狀腺，結果發現有 3.5%的病人有甲狀腺癌，但 85%都是小於 1.5 公分的癌症。

Q 甲狀腺癌聽起來沒那麼恐怖，可以不理會？

A：如果是低危險性，可以考慮先定期超音波追蹤。

根據以上資料，甲狀腺癌似乎沒有那麼恐怖，尤其是小的甲狀腺癌，或許終身都不會對身體造成影響。

所以需要一發現就馬上開刀切除嗎？

日本神戶隈病院（Kuma Hospital）的宮內醫師（Akira Miyauchi）也注意到甲狀腺癌似乎沒有那麼致命，所以在 1993 年提出一個計劃，對於所謂**低危險性**的甲狀腺癌，提供病人兩種治療選擇：立即開刀或者是定期超音波追蹤。

選擇超音波追蹤的病人必須是**穿刺證實**為甲狀腺乳突癌，**半年後**接受**第一次**超音波檢查，之後**一年接受一次**超音波檢查，直到癌症**發生變化**再接受外科切除手術。

隈病院總共有 1235 位甲狀腺癌病人選擇定期超音波追蹤，在 2003 年計畫滿 10 年後，發現癌症在追蹤過程中長大 0.3 公分的機率是 **8%**，而脖子淋巴結產生轉移的機率是 **3.8%**。這些產生變化後再開刀的甲狀腺癌病人都成功完成治療，沒有人因爲延後開刀而導致死亡或者治療效果不佳。

進一步分析發現，年齡**大於 60 歲**以上的病人，在追蹤的過程中癌症**幾乎沒有**變化；至於年齡**小於 40 歲**以下，則是**比較容易**有變化的組群。

Q 如何定義癌症發生變化？

A：追蹤過程癌症長大 0.3 公分。脖子淋巴結產生轉移。

其他如位於東京的癌症研究會有明醫院（Cancer Institute Hospital of JFCR, Tokyo）及韓國首爾峨山醫院（Asan Medical Center）以及美國紀念斯隆——凱特琳癌症中心 (Memorial Sloan Kettering Cancer Center) 都對**低危險微小乳突癌**進行類似研究，美國甚至把標準提高到 1.5 公分以下的乳突癌。

雖然這些醫院所收集的個案數以及追蹤時間沒有隈病院這麼多這麼久，整體研究設計也有差異，但都得到類似隈病院的結論，韓國的資料甚至顯示有 17%的病人癌症有縮小的情況。

Q 何謂「低危險」甲狀腺癌？

A：必須完全符合「低危險」、「微小」、「乳突癌」三個條件。

不是每種甲狀腺癌都可以選擇超音波追蹤，只有完全符合「低危險」、「微小」、「乳突癌」三個條件才可以考慮先追蹤。

・**低危險**：癌症沒有侵犯或靠近甲狀腺包膜、氣管以及喉返神經所在位置；沒有脖子淋巴結或者是遠端轉移。

・**微小**：癌症必須小於 1 公分。

・**乳突癌**：四大類型甲狀腺癌中，只有乳突癌可以選擇先追蹤，其他類型都不建議單純追蹤。

Q 追蹤可能造成哪些問題？

A：病人可能產生焦慮情緒。

雖然機會不高，乳突癌還是會有**肺部**或者是**骨頭**遠端轉移的問題。日本研究雖然發現追蹤過程中，這些低危險微小乳突癌有很低比率會發生脖子淋巴結轉移，但卻**都沒有發現任何遠端轉移**的情況。

對於低危險微小乳突癌可以考慮，當癌症發生變化時再接受手術，但上述的幾個研究卻發現，有三成以上的病人在追蹤過程中即使狀況維持穩定，最後仍會要求提前接受手術。

對於提前要求手術可能原因之一，或許是病人本身焦慮情緒。即使已經有證據顯示，定期追蹤會發生變化機會很低，且延後接受手術並不會讓治療效果變差，但對病人本身來說還是一個很大的壓力。

日本、美國以及韓國都有證據支持，對於**低危險微小甲狀腺乳突癌**，尤其是**年紀大於 60 歲以上**病人，可以選擇**先用超音波定期追蹤**，等到**發生變化再接受手術**。

但選擇不積極治療而只是超音波追蹤，用這樣的方式處理癌症，是否符合我們的文化？在追蹤過程中，是否會因爲擔心產生變化而導致心理壓力？都必須仰賴醫師與病人詳細溝通與討論，再決定是否採用上述的處理方式。

微小乳突狀甲狀腺癌

第三節

甲狀腺囊腫——酒精注射術

[案例]

30 歲王小姐右側甲狀腺內有一個水泡，已經做過好幾次抽吸。每次抽完，脖子的腫塊就會消失好一段時間，但是幾周後，又會開始慢慢長回來，最後幾乎都會回到原本大小。

王小姐為此困擾不已，問到：「難道只能每半年就來抽吸，有沒有其他方式可以處理？水泡有可能是惡性嗎？開刀會留下疤痕嗎？」

醫師：「水泡其實是甲狀腺囊腫，這種狀況惡性的機會很低。比較方便的處理方式是透過抽吸，但很容易復發。如果不願意接受手術，或許可以考慮接受酒精注射術，目前許多證據顯示，治療效果不錯。」

王小姐驚訝的說：「酒精可以用來治療囊腫？會不會有危險？」

Q 什麼情況適用酒精注射術？

A：甲狀腺單純囊腫（水泡）。

甲狀腺水泡正確名稱是「甲狀腺囊腫」，不同於結節內部以實質成份爲主，囊腫內部成份主要是液體，可能是血水（囊腫表面血管破裂出血造成），或者是由甲狀腺細胞所分泌非常粘稠的膠體所組成。簡單來說，可以把水泡想像成水球，而結節就像肉球。

一般來說，囊腫內實質成份會小於50％。當實質部份小於10％，稱爲「單純性囊腫」，這種情況下會是惡性的機會很低。

另外，有些實質性結節會因爲不明原因產生出血性變化或者是分泌過多液體累積在結節內部。

酒精治療過程

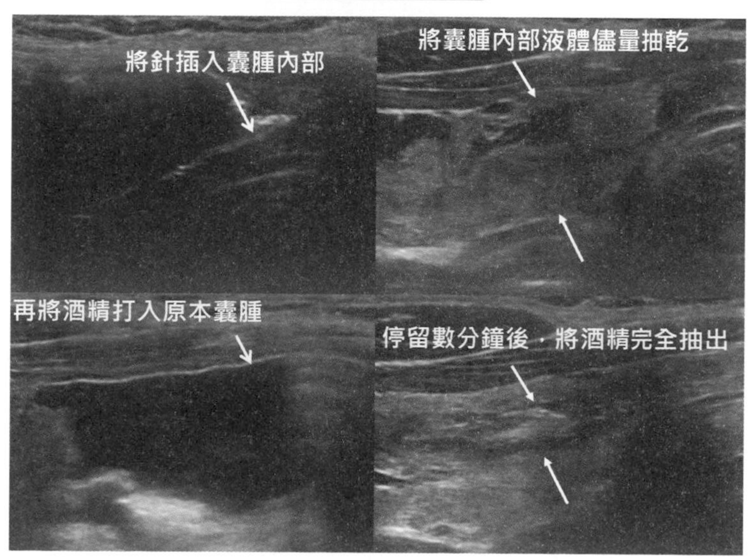

酒精治療過程。

不論是甲狀腺單純囊腫，或者是結節內部有較多血水或者分泌物，如果在觀察或單純利用細針將內部液體抽出都無法改善症狀，且病人也不願意開刀，就可以考慮接受酒精注射術。目前許多內分泌科／新陳代謝科、外科以及放射科醫師都會執行這項治療方式。

Q 酒精注射術怎麼執行？

A：目前並沒有標準一致的作法。

目前並沒有標準一致的作法，但絕大部份操作的方式都大同小異。

操作時必須先將囊腫內的血水儘量抽乾淨，少數情況下會遇到內部的液體太過黏稠，抽取十分困難，這時可以考慮使用更粗的針，但病人可能會覺得不舒服。之後便將高濃度酒精（95%以上）注射進入囊腫內，可以選擇將酒精留在囊腫讓身體自行吸收，或者是停留數分鐘後再將打入的酒精完全抽出來。

酒精注射術主要是利用高濃度酒精來破壞囊腫表面細胞或血管，可以大幅降低囊腫復發機會，但如果囊腫內實質部份太多，效果通常會較差。

根據 2015 年美國甲狀腺協會公告的指引指出，囊腫在平均接受兩次的酒精注射後，有 75 到 85%成功的機會，可以明顯降低囊腫復發的情形。

酒精治療示意圖

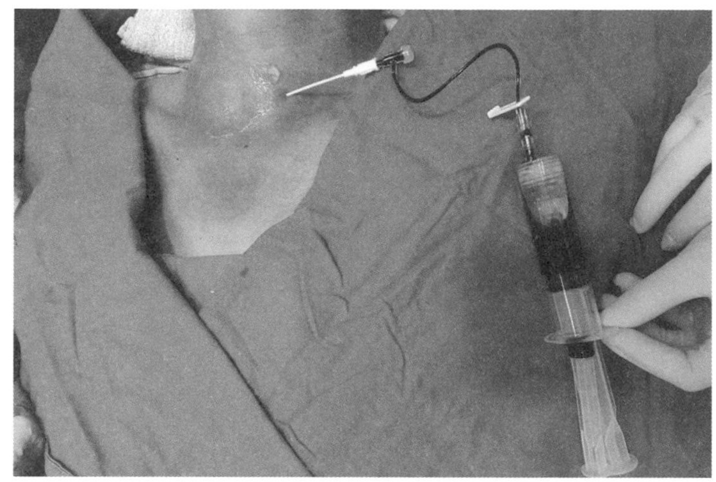

酒精注射治療圖。

Q 酒精注射術可能有什麼風險？

A：有經驗的醫師操作，可減少併發症產生。

如果注射的酒精有滲漏情形，病人會感到疼痛，也會導致周邊組織產生沾黏、增加日後開刀的困難度。對酒精比較敏感的病人可能會有過敏、頭暈、臉部潮紅等狀況，少數病人甚至可能產生聲音短暫改變、發燒或畏寒等症狀。

有研究指出，當囊腫越大或者內部實質成份越多，酒精注射效果可能較差，比較容易產生復發。

酒精注射看似簡單，但還是有風險，必須找尋有經驗的醫師操作，減少可能併發症產生。

Q 酒精注射術有健保給付嗎？

A：健保局已經給付酒精注射術用來治療甲狀腺囊腫，但是有限制。

- 囊腫必須經過兩次穿刺抽吸又復發。
- 直徑必須大於 2 公分以上或者是內部液體體積大於 5cc。
- 同一個囊腫只給付兩次，而且必須先將資料送給健保局審查。如果不符合以上規範，就不會給付；第三次治療之後，也不再給付，必須自費。
- 醫師必須具有 100 例以上超音波或者穿刺經驗，才有資格執行酒精注射術。

如果酒精注射術處理後效果不好，症狀還是持續困擾，就只能接受外科手術切除來解決問題。

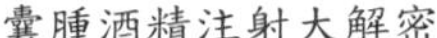
囊腫酒精注射大解密

甲狀腺囊腫（水泡）處理

第四節

甲狀腺結節——射頻燒灼消融手術・微創小傷口

［案例］

25歲黃小姐左側甲狀腺有一顆結節已經好多年，穿刺都是良性，超音波檢查也沒有明顯惡性表現。可是脖子上凸凸的腫塊讓她總是要圍著絲巾，以避免大家關愛的眼神。

每次回診黃小姐總是說：「我不想開刀把甲狀腺切除，我怕吃藥，也不想留下疤痕。」

醫師：「只切除一邊甲狀腺，要終生吃藥的機會比較低，也不用擔心復發。」

黃小姐問到：「我只希望結節變小，跟結節和平共處，只是外觀問題造成我很大困擾。難道沒有手術切除以外的方式可以幫忙我嗎？」

醫師：「現在有射頻燒灼消融手術可以幫忙，或許可以考慮看看。」

相較於外科切除手術，射頻燒灼消融手術在台灣相對是比較陌生的治療方式，在這一章節，會跟大家介紹這一個可以用來治療結節的方式。

Q 什麼是射頻燒灼消融手術？

A：利用加熱方式將組織煮熟，由身體主動吸收代謝。

射頻燒灼消融手術是將電極針插入腫瘤組織內，利用針尖誘導腫瘤組織水分子內的離子交互摩擦，當摩擦所造成的熱量讓溫度超過 60 度時，就可以促使細胞產生不可逆損傷，進而導致腫瘤組織產生凝固性壞死之後再由人體吸收，讓腫瘤縮小，甚至消失達到治療腫瘤的目的。

簡而言之，就是把組織煮熟由身體主動吸收代謝，就不需要透過外科手術切除。這個手術已經廣泛使用在肝癌的治療，甚至是肺癌、腎臟癌、骨頭腫瘤以及腎上腺腫瘤，也都可以利用燒灼消融手術來治療。**目前許多內分泌科／新陳代謝科、外科以及放射科醫師都會執行這項治療方式**。

射頻燒灼消融

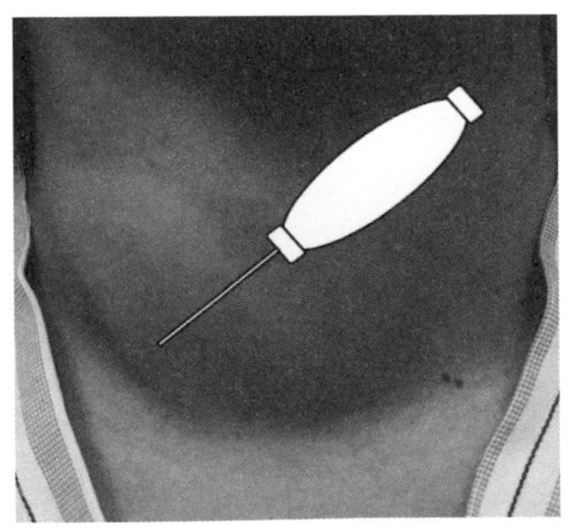

射頻燒灼消融示意圖。

燒灼手術大解密！

Q 什麼時候適合接受燒灼消融手術？

A：有症狀良性甲狀腺結節、復發甲狀腺乳突癌、原發低危險微小甲狀腺乳突癌。

・**有症狀良性甲狀腺結節**：大部份的良性甲狀腺結節只需要定期追蹤即可，當出現外觀問題或者壓迫症狀，就可以考慮接受治療。手術切除是治療的主要方式，但外科切除的各項風險以及可能後遺症，常常讓人裹足不前。

目前許多證據已經證實，燒灼消融手術可以明顯改善良性甲狀腺結節所產生的症狀，但燒灼消融手術不像外科切除手術可以完整將結節取出、詳細檢查內部是否有惡性問題。因此接受燒灼消融手術前，必須穿刺證實沒有惡性細胞，且超音波不可以有疑似惡性的表現。

・**復發甲狀腺乳突癌**：甲狀腺乳突癌即使接受甲狀腺全切除合併術後放射線碘治療，仍有 5 到 20％機率會復發，常見於雙側脖子淋巴結，這時通常會建議再次接受外科手術切除。

如果復發病灶不多且不大，是否再次接受手術，有時病人會猶豫不決，但單純追蹤又擔心狀況會惡化，目前的證據顯示，燒灼消融手術可以有效治療這種情況。當穿刺證實，乳突癌復發並且只侷限在雙側脖子，也不願意接受手術，燒灼消融手術是可以考慮的治療方式。

・**原發低危險微小甲狀腺乳突癌**：對於原發低危險微小甲狀腺乳

突癌則可考慮用超音波定期追蹤，直到癌症發生變化再開刀也不會影響預後，但最大問題是在追蹤過程中，病人對於癌症不治療的焦慮情緒，這種情況下，也可考慮使用燒灼消融手術。

有統合研究分析歸納 697 位，共 767 顆原發低危險微小甲狀腺乳突癌接受燒灼消融手術的結果發現，有 76%的癌症在治療後可以完全消失，復發機率還有局部脖子淋巴結轉移小於 1%，併發症小於 2%，但沒有觀察到任何遠端骨頭或肺部轉移的狀況。這些研究追蹤時間分散在半年到 4 年，更長期的效果還需要時間來證實。

對於原發低危險微小甲狀腺乳突癌，當不願接受外科切除，也不願意接受單純超音波追蹤，燒灼消融手術是一個考慮的替代方案。

Q 其他惡性甲狀腺癌適用嗎？

A：不建議用在其他類別的甲狀腺癌。

除了原發低危險微小甲狀腺乳突癌及復發甲狀腺乳突癌外，其他種類的甲狀腺癌沒有充足證據證實有效果，所以目前不建議用在其他類別的甲狀腺癌，開刀還是首選治療方式。

Q 燒灼消融手術有什麼優點？

A：不留疤痕、局部麻醉、恢復迅速。

燒灼消融手術利用電極針，只需要針孔大小的傷口就可以操作完成。傷口照顧簡單，術後隔天幾乎可以癒合，不容易有疤痕問題，相較於開刀，恢復期短，不用擔心傷口照顧問題。

門診手術過程中，只需要利用局部麻醉，結束後在醫院觀察一段時間就可以離開，隔天視情況可斟酌是否恢復正常作息。

射頻燒灼消融示意圖 2

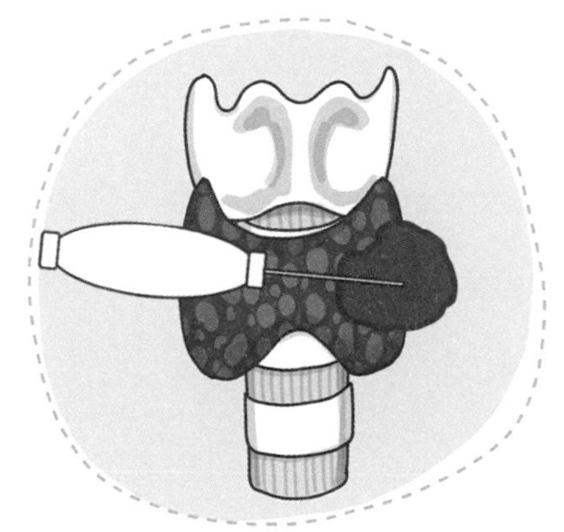

燒灼消融手術利用電極針，只需要針孔大小的傷口就可以操作完成。

Q 燒灼消融手術有什麼缺點？

A：可能需要多次手術、健保不給付。

外科切除手術可以將結節甚至是整個甲狀腺切除，一次手術幾乎可以達到完全治療的目的；但燒灼消融手術僅針對結節進行處理，對於靠近神經的危險區域不建議處理，避免產生聲音沙啞的風險。

較大的結節進行一次燒灼消融手術也無法全部處理完畢，需視情況進行多次處理。沒有處理的區域，日後也可能會繼續長大。目前整個手術包含耗材都沒有健保給付，所以必須全額自費（各家醫院有不小差異，建議諮詢醫療院所）。

Q 燒灼消融手術有何風險？

A：出血、結節破裂、聲音沙啞、神經損傷、皮膚灼傷、甲狀腺腫脹、功能異常。

雖然只有針孔大小的傷口，燒灼消融手術仍有潛在風險，但絕大部份都是暫時性，只需要觀察或者是給予症狀治療就可以完全恢復。

一般來說，術後導致甲狀腺功能異常、且需要長期服藥的機會很低。不少病人抱怨術後有腫脹感，只需要給予冰敷休息，隔天就可以明顯改善；比較嚴重的風險是出血或結節破裂，有時候甚至需要借助外科手術介入處理。

燒灼消融手術可以提供不願意接受外科手術的病友另外一個選擇，但主要還是針對有症狀的良性甲狀腺結節，對於惡性還是比較建議復發甲狀腺乳突癌的病友接受。雖然燒灼消融手術不像外科切除手術那麼令人卻步但還是有相當風險，治療效果也因為結節特性不同會有差異。因此術前都必須跟醫師詳細討論，再決定是否接受燒灼消融手術。

燒灼手術在復發乳突癌的運用

第五節

甲狀腺結節——聚焦消融手術，無創無傷口治療結節

［案例］

40 歲謝小姐左側甲狀腺有一顆 3 公分良性結節，最近一直覺得吞東西有卡卡的感覺，尤其是吞藥丸的時候，總是感覺卡在喉嚨，更不用說外觀突出的腫塊，讓她總是飽受親朋好友關愛的眼神。

謝小姐從來不考慮開刀切除，聽說有射頻燒灼消融手術可以處理這種情形，很興奮來門診諮詢。

醫師：「治療過程主要就是透過燒灼針把結節煮熟，達到體積縮小就可以幫忙緩減症狀。」

謝小姐瞪大眼睛說：「有針！？我一直有暈針的問題，好幾次光抽血就臉色蒼白幾乎快暈倒。」

對於謝小姐這種不願意開刀又害怕針的病友，或許聚焦消融手術是一種可以選擇的治療方式。

Q 什麼是聚焦消融手術？

A：利用高強度聚焦超音波產生熱量，將組織煮熟由身體主動吸收代謝。

聚焦消融手術利用高強度聚焦超音波（High Intensity Focused Ultrasound, HIFU「海扶刀」）來治療疾病。

海扶刀將一個特製探頭放在甲狀腺結節所在位置皮膚表層，隔著皮膚把超音波能量聚焦集中在結節，藉著溫度提高將結節組織煮熟破壞之後由人體慢慢吸收，達到緩解症狀的目的。

就像是在太陽底下利用放大鏡把紙燒破一樣，但海扶刀機器有保護裝置，可以避免皮膚灼傷。目前在台灣已經有外科或放射科醫師利用海扶刀來治療病人。

Q 聚焦消融手術與射頻燒灼消融手術有何差別？

A：聚焦消融手術主要是由「機器」完成治療。

兩種手術都是透過產生「熱量」把結節溫度提高，導致細胞產生不可逆的傷害，之後再由人體吸收，達到縮小體積而改善症狀的目的。兩種方式都不會將結節取出，所以無法排除內部可能藏有一些小的惡性細胞的風險。

海扶刀主要是由「機器」完成治療，醫師只要在旁邊監測整個治療過程並機動調整，不需要直接動手治療病人。

不過，執行燒灼消融手術的醫師必須隨時注意燒灼針的位置，避免針停留在危險區域而產生可能併發症；但海扶刀是透過電腦將結節區分成許多小單位。

在治療前，醫師會設定哪些區域是靠近神經、氣管、大血管以及皮膚，開始治療的時候，機器會自動避開。開始前，機器會根據結節位置，計算建議能量提供醫師參考，過程中，醫師如果覺得有任何疑慮，也可以馬上中止治療。

海扶刀示意圖

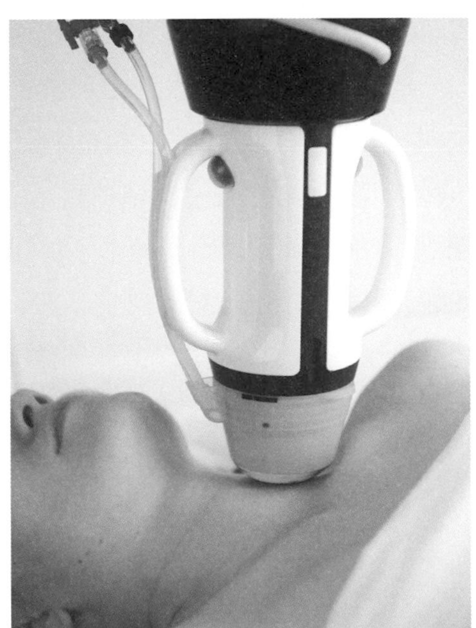

海扶刀手術圖。

Q 哪些情況可以考慮接受海扶刀？

A：有症狀良性甲狀腺結節。

相較於燒灼消融手術可以用在復發甲狀腺乳突癌，以及原發低危險微小甲狀腺乳突癌，目前海扶刀僅建議用在「**有症狀良性甲狀腺結節**」。

除此之外，結節最好在皮膚下 0.5 到 3 公分的範圍內，成份以實質爲主，內部液體不要超過 30%，結節大小不要超過 6 公分。

Q 海扶刀有何特色？

A：沒有傷口、全程無感、恢復迅速。

海扶刀是利用特製探頭擺放在結節所在的皮膚表面，所以不會有任何傷口。開始啓動治療前，醫師會標示治療結節邊界以及附近重要構造，之後由機器自動計算治療範圍。治療過程必須全程保持不動，以免產生誤差，所以必須接受靜脈麻醉，讓病人進入平穩的狀態，因此整個療程都不會有任何不舒服的感覺。

因爲沒有任何傷口，等麻醉甦醒後，就可以回家，照顧上沒有太多需要注意的地方，隔天視情形斟酌是否要恢復正常作息。

海扶刀介紹

海扶刀治療範圍

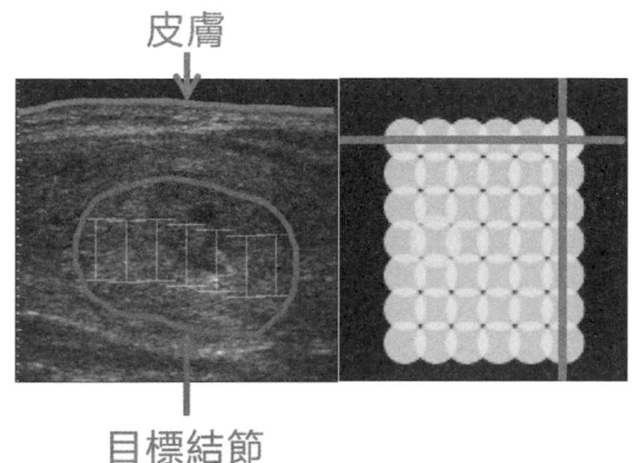

左圖：醫師在超音波下圈選結節要治療的範圍。

右圖：電腦會自動將結節劃分成許多小單位，逐一進行治療。

Q 海扶刀有何缺點與風險？

A：比較有機會引起皮膚灼傷問題。

與燒灼消融手術一樣，目前健保並沒有給付海扶刀治療甲狀腺結節，因此手術以及所需要的耗材都必須自費（各家醫院有不小差異，建議諮詢醫療院所）。

目前資料顯示，海扶刀一次治療後，半年後結節體積可以縮小50 到 70%，可以明顯改善原本的外觀問題或者是壓迫症狀，跟燒灼消融手術一樣，沒有處理的部份，日後都有機會再慢慢長大。

與燒灼消融手術相同，很少會導致甲狀腺功能異常，但相較於燒灼消融手術，海扶刀比較少有出血或者結節破裂風險，不過還是會有影響聲音的風險，但絕大部份都是暫時的可以完全恢復。

要注意的是，比較有機會引起皮膚灼傷的問題，所以術中須注意皮膚狀況。術後大部份人都會覺得腫脹，只需要冰敷就可以明顯緩解。因爲採用靜脈麻醉，過程中身體都保持不動，結束後會有肌肉痠痛狀況，只需要休息就會恢復。

對於有症狀的良性甲狀腺結節的病人，如果不願意接受外科切除手術，也害怕在局部麻醉下接受治療，或者是對針有恐懼感的病友，海扶刀是另外一種可以選擇的治療方式。

第六節

切除病灶、一勞永逸——外科切除手術

［案例］

35 歲王先生有結節問題多年，最近覺得吞嚥卡卡狀況變明顯，影響生活品質。

「我希望能一次解決，不用擔心以後還有復發狀況。」王先生在門診說出他的期望。

醫師：「這種情況下，接受外科切除手術，將結節與同側甲狀腺一起切除，就可以達到治癒的效果，以後也不會有復發的問題。」

「這樣手術會造成我功能異常嗎？那手術有什麼風險？」王先生有點擔心的問。

Q 哪些情況可以考慮接受外科切除手術？

A：惡性結節、有臨床症狀的良性結節、控制不佳的甲狀腺功能亢進。

外科切除手術是治療結節有效的方法，發展到現在也已經非常成熟。一般建議若有下面的情形可考慮切除。

- **惡性結節**，除少數情況下像是原發低危險微小乳突癌外，一律建議接受甲狀腺切除。
- **良性結節導致外觀問題或壓迫感覺，且造成生活上困擾**。
- **導致功能亢進的自體免疫甲狀腺炎**（最常見是葛瑞夫茲氏病，Graves' disease）且藥物控制效果不好，或者是因為甲狀腺腫脹引起臨床症狀。

至於惡性結節則會在另外的章節詳細跟大家介紹開刀的方式。

Q 良性結節該全部切除、切一半、切局部？什麼時候考慮兩側全部切除？

A：葛瑞夫茲氏病以及兩側多發性結節建議兩側全切除。

- **什麼時候考慮全切除**？雖然上述兩種情況都是良性居多，但若因產生外觀問題或壓迫症狀而考慮接受外科手術時，會建議兩側全切除，如此才能避免日後再次手術的風險。
- **什麼時候考慮單側切除**？引起症狀的結節都集中在同一側，對側甲狀腺相對正常、沒有明顯結節或尚未引起症狀。
- **既然是良性，可只切局部，改善症狀就好嗎**？只切局部，未來有很大的機率會再復發。

許多考慮接受外科手術切除的病友，擔心全部切除會導致功能異常而需要終身服藥，常常與醫師討論是不是只要把結節拿掉，保留剩下正常的甲狀腺組織就好。目前對於哪些情況容易誘發結節產生並沒有非常明確的原因，有時候只能歸因於「體質」。

前面所提兩側多發性結節病友，體質上就是屬於很容易產生結節，如果不選擇兩側全切除，只切除局部，可以預期在未來有很大的機率會再復發。

另外，臨床上會看到許多病人在追蹤過程中，會產生新的結節。如果只選擇切除部份結節，剩下正常的組織未來還是有機會再產生新的結節。如果要再次手術，前次手術所造成的組織沾黏會造成手術難度提高，導致併發症機會上升，比較容易會有聲音沙啞甚至是低血鈣的風險。

所以一旦決定要開刀，最好把結節以及同側正常甲狀腺一併切除，不建議只切除有問題的部份，避免日後需要再次手術的機會。

Q 外科切除的好處？手術後甲狀腺功能會影響嗎？

A：一勞永逸、完整檢體、揪出問題。兩側全切除幾乎都會發生永久性甲狀腺功能低下。

外科完全切除後，幾乎不會有復發的狀況，達到一勞永逸的效果。將整個結節切除，可以檢查裡面是不是藏有惡性細胞，這也是其他非外科手術治療最大的限制。

若將兩側全部切除乾淨，幾乎都會發生永久性甲狀腺功能低下，必須終生補充甲狀腺素。

那麼只切除一側，會導致功能低下嗎？事實上，仍有機會！

雖然還保有對側甲狀腺，但還是有機會產生功能低下，有些研究甚至發現，即使只有單側切除，術後仍有30%病人會發生甲狀腺功能低下的問題。

Q 外科手術方法有哪些，傳統還是微創？

A：傳統手術、內視鏡手術、機器人手臂。

頸部傷口大小是許多病人擔心的問題。隨著手術技術進步，脖子上的傷口越來越小，甚至可以從不同位置進行切除，讓脖子完全不留下疤痕。手術的方式有：

傳統手術後傷口

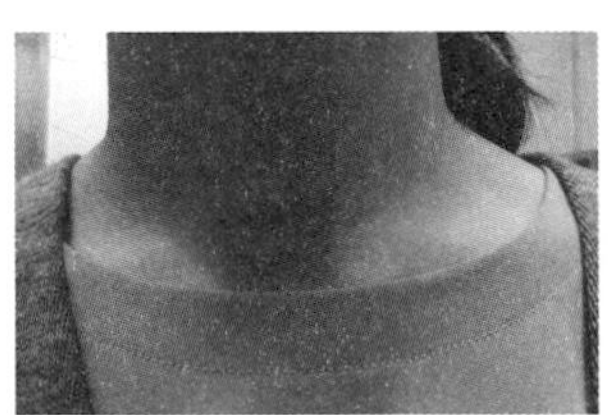
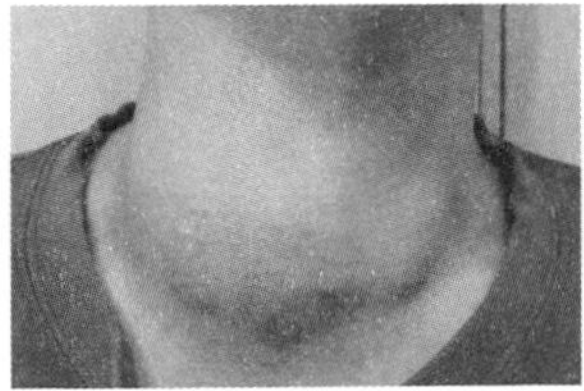
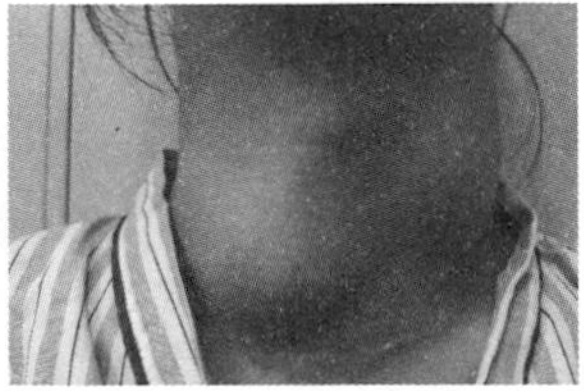

傳統手術，頸部明顯傷口。除非有蟹足腫體質，不然疤痕會越來越淡。

➲ 傳統手術：頸部明顯傷口

傳統手術會在脖子留下一道至少 5 公分的傷口，除非有蟹足腫體質，不然疤痕會隨著時間越來越淡。好處是不論結節多大，都可以處理，但脖子上的傷口常常讓人卻步。

➲ 內視鏡手術：頸部小傷口

隨著儀器進步，藉由內視鏡輔助切除手術，可以把脖子的傷口縮小到 5 公分以內甚至是 2 公分左右。

➲ 機器人手臂：頸部無傷口

越來越多人不希望在脖子上留下任何傷口，因此發展出從不同位置進行甲狀腺切除手術。這些方式必須借助相關器材（內視鏡或機器手臂）從口內、腋下、乳暈或者耳朵後進行手術。這些做法可完全避免在脖子留下疤痕的困擾，如果在意美觀問題，是非常適合的治療選擇。

必須注意的是，這些手術是利用「捨近求遠」達到脖子無傷口的目的，過程中反而必須經過較多正常構造，或許會對身體造成一些額外影響。

Q 手術有哪些風險？

A：術後血腫或低血鈣、聲音沙啞、聲帶麻痺等。

- **常見有：**術後血腫。
- **偶爾發生：**低血鈣、聲音沙啞、聲帶麻痺。
- **其他少見：**包含食道或氣管損傷、乳糜廔管、吞嚥困難。

術後通常會擺放引流管，將殘存在脖子裡面的血水引流，通常 1～2 天即可移除。極少數情形會有術後血腫太大、壓迫氣管引起呼吸困難，導致需再次開刀移除血塊並且止血。

人體有四顆副甲狀腺，主要用來調控身體內鈣離子的濃度，大部份深埋在甲狀腺背側，有時候肉眼很難跟正常甲狀腺區分，可能會跟著甲狀腺被切除，建議找有經驗的醫師進行。

接受兩側全切除，四顆副甲狀腺如果被一起切除，就會導致永久性低血鈣，必須終生補充鈣片；有時雖然副甲狀腺沒有被切除，但手術過程可能還是會影響到副甲狀腺，術後還是會發生短暫低血鈣，通常會慢慢恢復。

喉返神經是控制聲帶的主要神經，通常位於甲狀腺深層。甲狀腺手術並不會直接影響聲帶，但如果影響喉返神經，就會導致聲帶功能異常，發生聲音沙啞、容易嗆到，甚至會讓聲帶萎縮。

開刀過程即使完整保留喉返神經，但術中可能拉扯或者其他原因還是讓神經有短暫功能受損，術後也可能會有聲音沙啞狀況，但通常可以完全恢復，恢復期幾天到幾個月都有可能。

其他都是相對少見的風險，比較容易發生在結節太大或者是多次開刀的病人上；少數人會在術後才有吞嚥困難的問題，可能是手術後附近組織沾黏，影響吞嚥功能所造成，雖然很少見，但若真的發生通常也很難解決。

Q 神經監測器可以確保聲音不受影響？

A：神經監測器可以協助醫師確定神經，避免在手術中意外傷害神經，降低神經損傷。

當結節太大或者是選擇微創手術，因傷口較小，有時醫師無法非常確定神經位置，使用神經監測器可以有效幫忙分辨神經位置，但目前健保沒有給付，相關費用要諮詢醫療院所。

但即使使用神經監測器，也無法保證聲音不受影響，就像前面所提，有時手術中的拉扯或者血水刺激都可能導致神經短暫受損，術後還是可能會有聲音異常。

外科切除手術是治療良惡性甲狀腺結節重要方式，各項儀器以及技術進步大幅度提高手術的安全性以及治療效果，但還是有需要住院、傷口照顧以及術後恢復期等問題。是否要選擇外科手術切除還是需要與醫師詳細討論，評估自身需求再做決定。

第七節

惡性結節——外科切除爲主要方式

［案例］

50 歲的陳先生最近意外摸到右邊脖子有一個小腫塊，憂心忡忡來到門診評估。

脖子的小腫塊是有問題的淋巴結，超音波滑到甲狀腺的位置，心中默默探了一口氣，右側甲狀腺有一個 2 公分大小，邊緣不規則，甚至已經破壞甲狀腺包膜侵犯到周邊肌肉。

醫師安排甲狀腺與淋巴結穿刺檢查後，與陳先生約定回診時間。

醫師：「是乳突癌，而且外側淋巴結也證實有轉移。」

聽到這樣的結果，陳先生完全不敢置信，還是強打精神問：「該怎麼治療？有可能只切除一邊就好，這樣就不用終生吃藥了嗎？」

Q 惡性結節開刀方式的決定因素為何？

A：腫瘤大小、是否侵犯周邊組織、淋巴結有無轉移等三大要素決定開刀方式。

外科切除是治療甲狀腺癌主要方式，是不是要全部切除，需視下面三大要素決定。

➲ 腫瘤大小：

3 個標準：小於 1 公分、大於或等於 1 公分但小於等於 4 公分、大於 4 公分。

➲ 是否侵犯周邊組織：

- **否**：完全包覆在甲狀腺內。
- **是**：腫瘤破壞甲狀腺表層包膜並且明顯侵犯周邊組織（肌肉、氣管、食道或者神經）。

➲ 淋巴結有無轉移：

- **無**：手術前以及手術過程中都沒有發現異常淋巴結。
- **有**：手術前或在手術中發現有異常淋巴結，有兩種類型：

中心區淋巴結	位在甲狀腺下方以及氣管周圍。
外側淋巴結	位在從下巴到鎖骨之間。

Q 什麼時候可以考慮單側切除？

A：低危險性微小甲狀腺乳突癌。

- **乳突癌必須同時滿足：**腫瘤小於 1 公分＋完全包覆在甲狀腺內＋術前無淋巴結轉移。即所謂的「低危險性微小甲狀腺乳突癌」。

- **額外條件：**對側甲狀腺無明顯結節、穿刺非惡性度高的類型、過去無頭頸部電療的病史以及無家族性甲狀腺癌狀況。

前面有介紹過，**低危險性微小甲狀腺乳突癌**可以考慮**先用超音波追蹤或者是考慮接受燒灼消融手術**。如果滿足以上每項條件，可以考慮先接受單側甲狀腺切除，之後利用超音波定期追蹤。

但是若**乳突癌腫瘤大於等於 1 公分，但小於等於 4 公分＋完全包覆在甲狀腺內＋術前無淋巴結轉移**，是否也可以接受單側切除就好？這種情況下，2015 年美國甲狀腺協會指引建議，也**可以接受兩側或單側切除**，但必須由病人與醫師一起討論後再決定。

Q 什麼時候需要兩側全切除？

A：視情況而定。

- **腫瘤破壞甲狀腺表層包膜並明顯侵犯周邊組織**：腫瘤不論大小手術前檢查發現破壞正常甲狀腺包膜，明顯侵犯周邊組織（常見是表層肌肉，有時會侵犯神經導致聲音長期沙啞），就必須接受兩側全切除。

- **手術前已經發現有異常淋巴結（尤其是外側淋巴結）**：手術前檢查（影像或者是觸診）發現淋巴結有明顯異常（不正常變大或內部結構異常）或者是穿刺證實是癌症轉移，就必須接受兩側切除並且合併淋巴結廓清手術。

- **腫瘤大於 4 公分以上**：建議接受兩側全切除。

- **對側甲狀腺有疑似結節**：當一側甲狀腺證實有癌症，另一側也有結節，是不是要全切除，目前還是有討論空間。如果對側結節超音波有疑似表現，會建議一起切除；如果結節很小而且沒有高度疑似惡性表現，可以考慮保留。但有些研究顯示，當一側有甲狀腺癌時，另外一側可能也會有潛藏的惡性結節。

- **髓質癌與未分化癌**：這兩類都是相對少見的甲狀腺癌類別，主要治療方式是外科切除，而手術最大目標是儘量將甲狀腺切除，儘量不要留下任何組織。

- **預計接受術後放射線碘 131 治療**：只有接受兩側全切除手術才可以接受術後碘 131 治療。碘 131 在甲狀腺癌的角色會另外再介紹。

Q 淋巴結轉移對甲狀腺癌的影響？

A：淋巴結轉移會增加復發風險，但不會明顯影響預後（生存）。

若有以下危險因子可能會較容易有淋巴結轉移：

- 多發性惡性結節。
- 腫瘤已經明顯破壞正常甲狀腺包膜。
- 腫瘤大於 4 公分。

Q 淋巴結轉移機率？

A：不同類型有不同機率，視情況而定。

分化型甲狀腺癌包含乳突癌與濾泡癌。濾泡癌比較常見是遠端肺部或者骨頭轉移，會產生局部淋巴結轉移機會小於 5%。乳突癌比較會有局部淋巴結轉移，轉移順序爲：中心區 ➲ 外側淋巴結。

乳突癌術前超音波檢查可能有 30%發現淋巴結轉移，會先出現在同側中心區淋巴結，然後再轉移到外側，少數情況下才會跳過中心區直接轉移到外側淋巴結。

Q 影像檢查看不見淋巴結異常就代表沒問題？

A：影像檢查正常不代表一定沒問題。

術前影像檢查都沒有發現異常淋巴結，不代表一定沒有轉移。

乳突癌轉移到中心區並非少見的狀況，所以影像檢查正常的淋巴結不代表一定沒問題。

有研究發現，對同側中心區淋巴結做預防性切除（術前或術中檢查都沒有明顯異常），90％的淋巴結在「顯微鏡下」會看到轉移病灶。對於這種顯微鏡下才看得到的淋巴結轉移，目前並沒有明顯證據支持日後較容易復發。

Q 淋巴結廓清手術需不需要常規進行？

A：中心區術前或術中檢查淋巴結發現有明顯異常，才建議要做。

中心區雖然沒有明顯異常，但若有上面所提容易導致淋巴結轉移的危險因子時，是否需要做預防性切除嗎？

當淋巴結沒有明顯異常而且也沒有相關危險因子，是不是要預防性將「看似正常」的淋巴結切除，目前沒有共識。

中心區淋巴結切除會增加手術過程困難度，也有較高機會產生聲音沙啞以及相關併發症，而對於可能潛藏在內部微小的轉移病灶，目前也沒有強烈證據支持會影響復發，所以要不要做預防性切除取決於手術醫師的經驗判斷。

Q 何時需要外側淋巴結廓清手術？

A：需有穿刺證實是轉移或者術前影像檢查強烈懷疑有轉移，才建議做外側淋巴結廓清手術。

外側淋巴結位置（從下巴到鎖骨），相對於中心區，並非甲狀腺手術常規區域。一旦執行外側淋巴結廓清，除了原本甲狀腺位置的傷口外，會在外側脖子另外留下一條至少 10 公分的傷口。因此不建議在無明顯淋巴結異常下，做預防性廓清手術。

當執行外側淋巴結廓清手術，同側中心區淋巴結也必須一起切除，才能確保將可能病灶都切除。

甲狀腺癌術後

外側淋巴結廓清後傷口

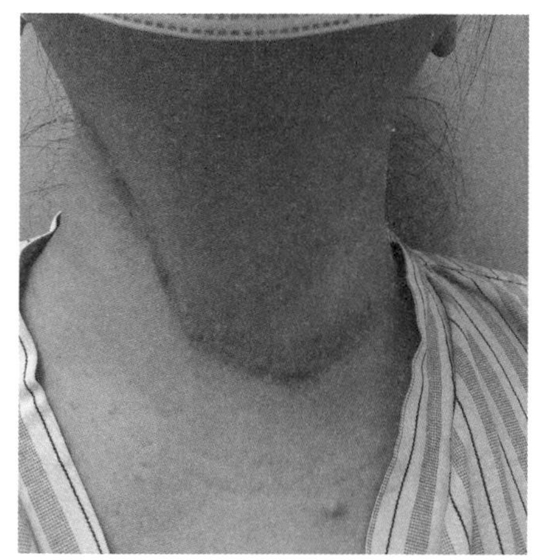

外側淋巴結廓清，會在外側脖子另外留下一條至少10公分的傷口。

Q 癌症復發時可以再次開刀嗎？

A：可以，但術後產生併發症風險會較高。

以最常見的乳突癌來說，即使完整治療還是會有復發問題，也是許多病人心中的恐懼。雖然復發可以再次接受外科手術切除，但是前次手術容易造成沾黏，因此第二次手術後產生併發症風險會較高。

惡性結節主要治療方式爲外科切除手術，濾泡癌的開刀治療方式跟乳突癌都差不多，什麼情況下可以考慮單邊切除或者兩側全切除目前都有相關資料可以參考，是不是要進行淋巴結廓清，也必須根據病友狀況個別評估，即使手術治療效果很好，之後仍須配合定期追蹤，早期發現可能復發病灶。

第八節

放射線碘治療——殺敵於無形

［案例］

35 歲王先生乳突癌手術後，恢復良好。病理報告發現，乳突癌突破正常甲狀腺包膜，沒有明顯侵犯周邊組織，但中心區淋巴結有轉移現象。

醫師說王先生屬於中度風險病人，必須接受後續放射線碘治療。

王先生搜尋網路上都說乳突癌很友善，是不是自己狀況很嚴重？才需要接受額外治療。

為什麼醫師是建議接受放射線碘治療，而不是其他癌症常用的化療？放射線碘其實是甲狀腺癌治療一項利器。

在這一章節，會跟大家介紹什麼是放射線碘以及哪些情況下可以接受這樣的治療。

Q 什麼是放射線碘治療？

A：甲狀腺癌治療利器。

甲狀腺會攝取碘用來合成甲狀腺賀爾蒙，利用這個特性，做爲放射線碘治療的基礎。會產生額外甲狀腺素的結節（所謂的熱結節）、手術後殘存的甲狀腺組織或者是轉移的甲狀腺癌會吸收碘 131，碘 131 會釋放出 β 粒子，消滅殘留或者是轉移的病灶。碘 131 作用範圍僅幾個公厘，幾乎不會影響甲狀腺外的其他正常器官。

只有分化型甲狀腺癌（乳突癌與濾泡癌）才會吸收放射線碘，髓質癌以及未分化癌雖然也是甲狀腺癌，但來源細胞無法有效吸收碘，所以並不適合使用碘 131 做後續治療。

Q 什麼情況可以接受放射線碘治療？

A：毒性結節或自體甲狀腺炎導致功能亢進且藥物控制效果不好。

情況 1

毒性結節或自體甲狀腺炎（最常見是葛瑞夫茲氏病）導致功能亢進，藥物控制效果不好而且產生臨床症狀（外觀問題或吞嚥症狀）影響生活品質。

放射線碘除了用來治療甲狀腺癌外，對於甲狀腺功能亢進也有治療角色。

引起甲狀腺功能亢進第一常見是葛瑞夫茲氏病，第二常見是毒性結節，兩種情況都會優先考慮使用藥物控制亢進症狀。當藥物無法有效控制，放射線碘是另外的治療選擇，而且服用的治療劑量不需要額外住進隔離病房。

葛瑞夫茲氏病是自體免疫抗體影響整個甲狀腺組織，經由放射線碘治療後，整個組織會遭受破壞達到類似開刀治療效果，但沒有開刀的疤痕或者是術後恢復期，功能會從原本的亢進轉換成低下，這個時候就要開始補充甲狀腺素。

毒性結節吸收放射線碘的能力會比周邊正常甲狀腺組織強，因此服用放射線碘後，大部份放射碘會由毒性結節吸收，可以達到破壞結節但又不影響周邊正常組織的效果。治療後甲狀腺功能有機會恢復正常，變成低下的狀況比較少。

冷結節目前沒有證據顯示可以使用放射線碘治療。

情況 2

分化型甲狀腺癌（乳突癌與濾泡癌）全切除後。

分化型甲狀腺癌只有「兩側全切除」才考慮接受放射線碘，僅切除一邊的病人無法接受。

・清除或廓清治療（ablation therapy）：趕盡殺絕

低風險分化型甲狀腺癌病人在兩側甲狀腺全切除後，可以考慮接受清除治療。清除治療最大目的在「趕盡殺絕」，消滅外科手術無法完全切除的殘存組織，徹底消滅體內所有甲狀腺組織。

經過這樣治療後，理論上體內無法再製造任何甲狀腺球蛋白，之後追蹤可以抽血檢測「甲狀腺球蛋白」與「甲狀腺球蛋白抗體」是否有異常升高，來監測復發的情形。反之，如果沒有接受後續清除治療，無法倚賴甲狀腺球蛋白數值來判斷是否有復發。

清除治療一般會給予 30 mCi，這種劑量不需要住進隔離病房，服用完畢即可馬上回家。

・強化治療（adjuvant therapy）：除惡務盡

中高風險分化型甲狀腺癌病人在兩側甲狀腺全切除後，一定要接受強化治療。強化治療最大目的在「除惡務盡」，消滅影像或臨床上無法偵測的微小惡性組織，減低日後復發風險。

中高風險病人日後復發風險較高，而且也有較高機會有潛藏的惡性組織，所以必須住進隔離病房接受高劑量碘 131 治療（超過 30 mCi 就必須住院）。

碘 131 在甲狀腺癌的運用

情況 3

分化型甲狀腺癌復發（脖子淋巴結或原本甲狀腺位置）或遠端轉移（常見爲肺部或骨頭）。

分化型甲狀腺癌標準治療是外科手術切除，並視情況安排碘 131。有些病人即使接受完整治療，還是會有復發情形。對於復發，外科切除仍是首要治療方式，但開完刀之後，會建議再次安排碘 131 治療。

分化型甲狀腺癌在診斷當下，如果發現肺部或骨頭遠端轉移，也必須在手術後接受高劑量碘 131 治療。遠端轉移的病灶還是保有甲狀腺組織會吸收碘的特性，因此這個情況下，碘 131 治療有機會消滅轉移病灶。

Q 放射線碘「前」掃描、治療「後」掃描與「重複」掃描？

A：放射線碘「前」掃描。

在接受**治療性**放射線碘治療前，可以考慮安排**診斷性**放射線碘掃描，用來偵測殘留甲狀腺組織或可能轉移病灶。

通常服用小於 5 mCi 放射線碘後 2 至 3 天進行診斷性掃描，估算手術後還殘留多少甲狀腺組織，甚至有機會發現遠端轉移病灶（因爲轉移病灶來自甲狀腺，所以保有攝取碘的特性，可以用來幫忙診斷），以決定後續治療劑量要給多少。當殘留甲狀腺組織過多，就會考慮給予超過一般清除治療會給的 30 mCi。如果發現有轉移，就會直接給予高劑量治療。

- **放射線碘治療「後」掃描**

在給予治療劑量後（至少 30mCi 起跳）二至十天內要接受治療「後」掃描，評估碘 131 在殘存正常甲狀腺組織吸收狀況以及是否有其他轉移病灶。有些研究顯示，有 6 到 13％的後掃描會額外偵測到前掃描無法看到的病灶（因此有些醫師會建議直接給予治療劑量後，安排後掃描，就不需要先安排診斷性前掃描）。

- **放射線碘「重複」掃描**

對於中高風險的甲狀腺癌，或者是治療後還是偵測到甲狀腺球蛋白的病人，在碘 131 治療後 6 到 12 個月，會建議再做一次診斷性碘 131 掃描。

評估原本殘存正常甲狀腺組織是否已經被完全消滅，另外再評估是否有其他部位的轉移。

如果還是有殘存組織或者是有其他部位轉移，就必須考慮再次接受高劑量的碘 131 治療。

放射線碘在分化型甲狀腺癌治療扮演重要角色。除了惡性結節外，也可以用在甲狀腺亢進的治療，會根據狀況不同給予不同放射線碘劑量，超過 30 mCi 就必須住進隔離病房。如何決定最後治療劑量需要根據手術後情況加以評估。

了解放射線碘相關適應症，何時需要接受治療以及治療的目的，才能減輕接受治療前的恐懼感。

第九節

標靶藥物的角色——放射線碘治療無效時的應用

［案例］

分化型甲狀腺癌（乳突癌與濾泡癌）經過甲狀腺全切除並且接受後續碘131治療，通常都可以有很好的治療效果，即使有復發的情形，通常可以考慮再開刀並且再度接受碘131治療，但極少數的病患會發展成對放射線碘治療有抵抗性的情況，這個時候就無法再使用碘131。

對於這種情形，有什麼方式可以處理嗎？這個章節就來跟大家介紹標靶藥物的角色。

Q 什麼是放射線碘治療無效（Radioiodine refractory）？

A：大概 5%的分化型甲狀腺癌會進展到不攝取放射線碘。

分化型甲狀腺癌在治療後通常可以有不錯的預後（存活時間長），即使發生轉移，如果病灶可以攝取放射線碘，還是有不錯的治療效果。大概 5%的分化型甲狀腺癌會進展到**不攝取放射線碘**，這種情況下，預後就會變差，預期存活時間大概 3 到 5 年。爲何從原本可以攝取放射線碘演變成攝取變差甚至是完全不攝取，有許多研究在探討其中的複雜機制。

對於什麼情況可以被稱爲「放射線碘治療無效」，無明確定義，但是目前有以下幾個共識：

❶ 第一次治療性放射線碘全身掃描，發現殘存或轉移病灶無法攝取放射線碘。

❷ 之前治療可以攝取，但後續治療發現腫瘤組織失去攝取能力。

❸ 放射線碘只被某些腫瘤攝取。

❹ 給予足夠放射線碘劑量，轉移或殘存病灶還是繼續變大。

如果發生以上情形，代表放射線碘治療效果已經變差，就要考慮是否繼續使用放射線碘治療。

Q 放射線碘治療無效，該怎麼辦？

A：可考慮其他治療方式。

如果還可以開刀，會建議接受外科切除，儘量將病灶清除；或者是侷限在脖子小的且數目不多的病灶，可以考慮燒灼消融手術，進行局部治療。

如果發展成廣泛性肺或骨頭轉移，或者是脖子出現許多很大復發性病灶，甚至已經壓迫氣管導致呼吸困難，這種情況下外科手術介入難度就很高，病人也會有很高的風險。

Q 藥石罔效，坐以待斃？

A：標靶藥物可使用在放射線碘治療無效分化型甲狀腺癌。

對於放射線碘治療無效的甲狀腺癌，目前並沒有有效的化療藥物可以使用。

但美國食品藥物管理局分別在 2013 年核准蕾莎瓦（Sorafenib, Nexava）以及 2015 年核准樂衛瑪（Lenvatinib, Lenvima）兩種標靶藥物，可以使用在放射線碘治療無效分化型甲狀腺癌。

台灣分別在 2017 年通過蕾莎瓦（Sorafenib, Nexavar）以及 2018 年通過樂衛瑪（Lenvatinib, Lenvima）可以以事前審查方式由健保通過給付後使用。

這兩種藥物都屬於酪氨酸激酶抑制劑（Tyrosine kinase inhibitor，TKI），透過抑制癌細胞上面的酪氨酸激酶，用來抑制癌細胞生長，而非直接殺死癌細胞，達到控制腫瘤的效果。

因爲作用機轉是抑制生長而不是直接殺死細胞，治療後有效果，會建議長期服用，如果貿然停藥，會有復發的風險。

Q 蕾莎瓦（Nexavar）和樂衛瑪（Lenvima）的健保給付標準？

A：需經事前審查核准後使用。

- 用於放射性碘治療無效之局部晚期或轉移性的進行性(progressive) 分化型甲狀腺癌。
- 需經事前審查核准後使用，每次申請之療程以 3 個月爲限，送審時需檢送影像資料，每 3 個月評估一次。
- Sorafenib 與 lenvatinib 不得合併使用。

Q 標靶藥物的副作用？

A：藥物的副作用常常會造成病人明顯困擾。

標靶藥物雖然對於放射線碘治療無效的甲狀腺癌有治療效果，但是藥物的副作用常常會造成病人明顯困擾。

・**常見副作用可能有**：腸胃道不適、噁心、嘔吐、腹瀉、高血壓、頭痛、腎功能異常、尿蛋白、出血傾向、關節及肌肉痠痛、手足症候群或者傷口不易癒合等副作用。

・**較特別的副作用**：

➲ **蕾莎瓦 (Nexavar)**

容易會有皮膚起泡破皮的手足症侯群，較嚴重之病人甚至會表現明顯手腳皮膚脫皮而影響生活品質。

➲ **樂衛瑪 (Lenvima)**

較少有手足症侯群，但容易有高血壓或者是蛋白尿的問題，甚至會有疲憊的狀況。

在使用藥物過程中，必須隨時注意副作用的發生，與醫師配合。一旦發生副作用，可以考慮先給予症狀治療，如果無法改善，可以考慮減低劑量，在使用藥物過程中，必須隨時注意，與醫師配合。

雖然大部份的分化型甲狀腺癌治療效果都很好，即使少數會發展成放射線碘治療無效，遇到這種情況，目前健保也已經有條件給付標靶藥物，提供病友更多治療選擇。

Part

6

治療後
最重要的事

第一節 良性甲狀腺結節治療後注意事項

第二節 得到甲狀腺癌，彩色人生變黑白？

第三節 甲狀腺癌治療後注意事項

第四節 甲狀腺癌復發的處理方式

第五節 分化型甲狀腺癌的放射線碘治療注意事項

第六節 有甲狀線結節該怎麼吃？
多一「碘」，少一「碘」？

第一節

良性甲狀腺結節治療後注意事項

良性甲狀腺結節治療完之後，是不是就可以高枕無憂，不用擔心，不用再到醫院報到，不用再做超音波？很可惜，良性結節治療後，雖然不用像惡性一樣，有許多事情要注意，但也沒有辦法完全不理會；良性結節治療後，還是需要定期超音波追蹤。

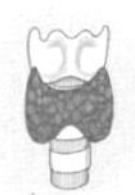

術後即使恢復良好，也應定期追蹤

良性甲狀腺結節如果沒有引起外觀問題或壓迫症狀，會建議使用超音波定期追蹤。如果引起症狀，可選擇外科切除或者是其他治療方式，治療後必須定期（至少一年一次）使用超音波追蹤。

結論就是，不管選擇哪種治療方式，都必須要用超音波追蹤。即使術後恢復狀況很好，不需要補充甲狀腺素，或者是已經選擇全切除，也別以爲萬無一失，建議仍需以超音波追蹤。

全切除不代表就一定不會復發，全切除僅是切除「肉眼」看得到的甲狀腺，有些情況下會出現所謂「異位」甲狀腺（即甲狀腺不是長在正常位置），這些甲狀腺組織還是有機會長出新的結節。千萬不可以一開始追蹤幾年都沒問題，後來就不理會、懶得追蹤。前面的章節已經提到，結節生長或復發需要時間，很多都是在處理超過 10 年後才發現，千萬不要忘記追蹤。

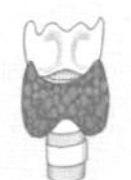

外科手術開刀後仍需定期追蹤

有些病人會納悶，都已經選擇開刀把甲狀腺結節切除，爲什麼還要追蹤？相較於惡性結節外科手術力求要將所有甲狀腺組織切除乾淨，對於良性結節，會根據不同的狀況建議不同手術方式，通常不會把所有甲狀腺都切除，所以手術後一定要追蹤，早日發現結節復發的情形。

次全切／局部手術

大部份病人會覺得有結節，不是只要把結節切除就好嗎？這就是所謂的「次全切」或者是「局部」手術，只將結節或者是周邊一些正常組織拿掉，術後甲狀腺功能低下幾乎不會發生，也不容易引起聲音沙啞或者是低血鈣的風險，這樣的治療方式既可以解決原本的症狀問題也大幅度降低手術風險的發生。

不過，現在的證據已經發現，良性結節在開完刀後，追蹤超過 10 年，可能會有 20 到 30%，甚至更高比例的人會有結節復發的情形。臨床上的觀察，也發現不少病人在年輕的時候因爲結節問題把甲狀腺切除，在 10 或 20 年後，對側或者是同側殘存的甲狀腺組織又長出新的結節；這時候如果要再開刀，會因爲之前手術後的組織沾黏問題，提高手術併發症的風險。

單側全切除手術

所以當結節都集中在同一側時，如果要選擇外科切除手術，建議把結節連同同側甲狀腺都一起切除，避免日後復發風險。不過即使只有切除一邊甲狀腺，手術後還是有需要終身補充甲狀腺素的風險。

雙側全切除手術

通常良性甲狀腺結節不會建議安排甲狀腺雙側全切除；但是對於兩側多發性結節，兩側甲狀腺會長滿大小不一的結節，幾乎看不到正常組織，就好像一串葡萄，對於這種情況，就會建議進行「雙側甲狀腺全切除手術」。

如果是選擇兩側全切除，術後幾乎都要終生補充甲狀腺素，而且術後短暫聲音沙啞或者是短暫低血鈣需要額外補充鈣片的風險都比較高。對於良性甲狀腺結節是不是要採取這麼積極的處理方式，需要與醫師討論後再決定。

有時候醫師會採取折衷辦法，還是進行兩側全切除，但是選擇留下一些甲狀腺組織，有機會讓病人不要發生甲狀腺功能低下問題也可以降低其他併發症的風險。不過這些殘存甲狀腺也要追蹤是否以後還會長出新的結節。

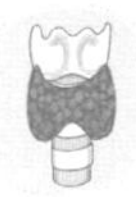

燒灼消融手術、海扶刀、酒精注射容易復發嗎？

越來越多良性結節病人選擇這些非外科切除方式來治療。相較於外科是整個切除，這些治療方式是針對有問題結節處理，治療上有時無法像外科切除那麼完整。

選擇這些治療方式時，通常為了避免傷害周邊重要組織（氣管、神經、大血管），會留下一些安全距離。除非原本結節不大而且也位在甲狀腺中央，離周圍重要構造都有一點安全距離，不然這些方式治療後，還是會殘留一些結節組織，這些部位隨著時間會慢慢再長大，甚至有機會再次引起症狀。至於原本處理過的區域不需要太擔心，是不會再長大。

注意燒灼消融手術、海扶刀、酒精注射治療後的變化

如果不是選擇以外科切除手術，而是燒灼消融手術、酒精注射、聚焦消融手術（海扶刀）等方式，治療後的變化有可能會被誤認為是惡性結節，必須要小心。

越來越多病人選擇非外科切除手術的方式治療有症狀的良性甲狀腺結節，只需要在局部麻醉下，針對引起症狀的結節做處理，其他正常的甲狀腺組織不會受到影響，治療後也不容易有甲狀腺功能低下的困擾。

治療後的傷口也只有針孔大小，如果是選擇海扶刀，脖子上連傷口也沒有，術後恢復會比外科切除手術快，也不會有疤痕的問題。

上述的處理方式跟外科切除手術最大的差別在於治療效果需要一段時間才會表現出來。如果有明顯的外觀問題，外科手術後都會馬上改善，上述的方式都需要時間讓身體慢慢吸收被治療過的區域，通常都需要 3 到 6 個月才會達到明顯的效果。

➲ 實質結節

可以選擇燒灼消融手術或者海扶刀，被治療的區域會隨著時間慢慢縮小，超音波下會看到原本均勻的結節，變成低回音甚至會出現邊緣不規則，這種情況下，如果不是由原本手術醫師追蹤，很容易被誤認成惡性結節引起病人的恐慌。

➲ 囊腫

如果選擇酒精注射處理，通常一個月後效果就可以很顯著。但是原本一顆飽滿的水球變成洩氣的狀況，邊緣也很容易出現不規則，有時候內部也會出現類似像微鈣化的表現，很容易被當作是惡性的表現。

邊緣不規則、結節回音變低、出現類似微鈣化的表現，都是典型惡性結節疑似表現，但在這種情況下，卻是治療後正常變化。為了避免被誤判，最好的方式是固定在原本手術醫師門診追蹤，才能避免因為對於治療後的影像不熟悉，導致將正常治療後變化判斷成惡性結節。

燒灼治療後

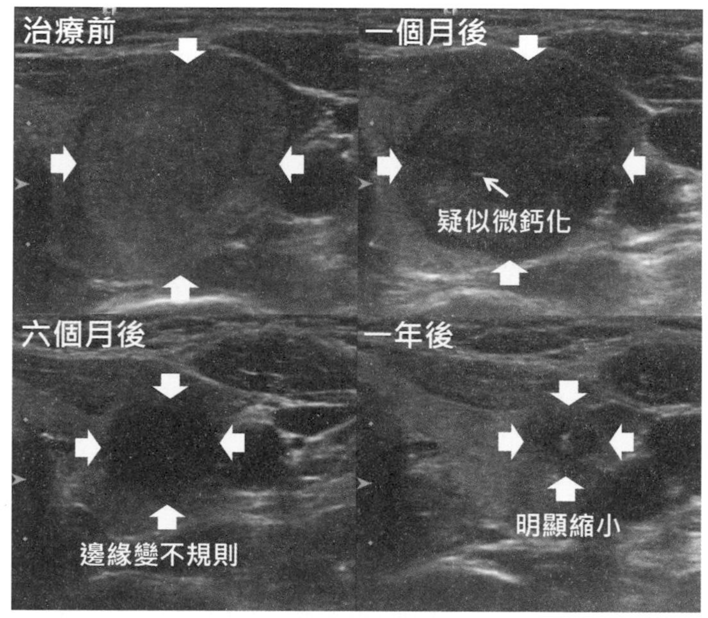

燒灼治療後的變化。

酒精治療後變化

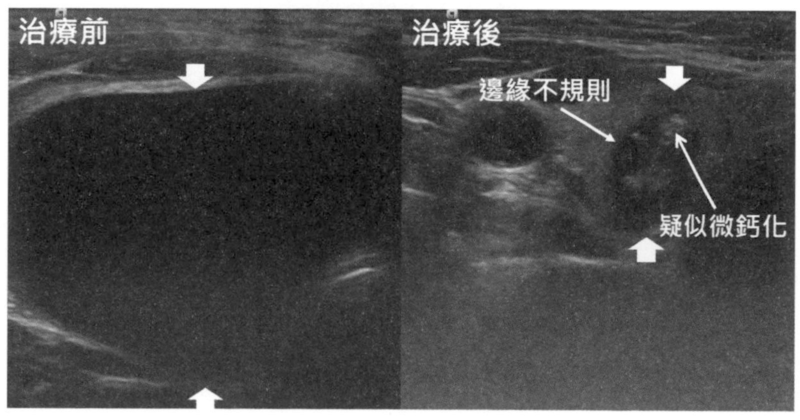

酒精治療後的變化。

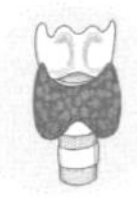

復發性結節的處理方式

良性甲狀腺結節是很常見的問題，選擇治療之後必須定期追蹤，利用超音波注意是不是有復發的狀況。千萬不要因為一開始治療效果很好，追蹤幾年就不再追蹤。

結節問題是會一輩子跟著自己，但大部份都不會引起太多不舒服，不管是不是要治療，都要記得與醫師配合，定期回來檢查，追蹤結節變化。

持續超音波追蹤觀察

長出新結節但是沒有引起外觀問題或壓迫症狀或者是引起症狀但是沒有造成生活上的困擾，都可以繼續使用超音波追蹤。

對於良性甲狀腺結節，目前醫學上的共識，沒有一定要處理。除非已經證實有惡性，不然可以選擇追蹤就好。即使已經有外觀問題，如果自己不覺得有任何不舒服，也可以考慮追蹤。

結節一直放著會變惡性嗎？這個問題在前面的章節已經有詳細介紹，這裡只簡單說明，有風險但是機會不大。重點還是要透過超音波追蹤看形狀或者是成份有沒有變化，而不是單純只看大小。

外科切除

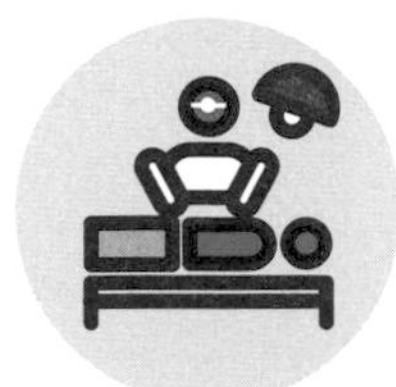

外科切除手術是處理各式甲狀腺結節主要治療方式。不過對於復發的甲狀腺結節要再次開刀，會面臨組織沾黏的問題，會增加手術併發症及聲音沙啞的風險，手術難度也會提高，術前必須與外科醫師詳細討論再做決定。

良性結節如果選擇外科手術治療，把結節連同同側正常甲狀腺一起切除會大幅度降低未來復發機會，但是許多病人心中會糾結爲何要把其他正常甲狀腺也一起拿掉。其實甲狀腺外科手術發展成熟也是治療結節非常好的方式之一，但不可諱言，手術過後組織沾黏問題以及正常解剖構造改變，都會造成未來再度手術的困難度。

既然要選擇手術這種積極的處理方式，一開始就考慮至少把一邊完全切除，降低復發風險，避免因爲再次開刀可能導致更多問題。

燒灼消融手術

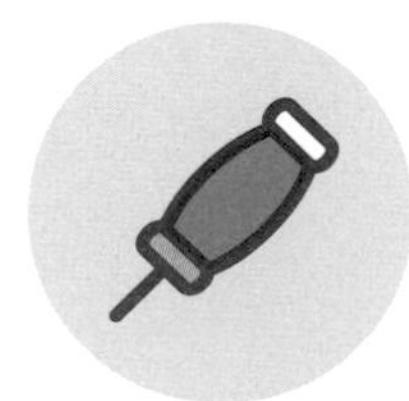

除了外科切除手術外，對於復發的良性甲狀腺結節，燒灼消融手術也是另外一個治療選擇，因爲不需要把脖子的皮膚肌肉切開，原本的沾黏問題比較不會影響整個手術的進行。

燒灼消融手術可以選擇造成症狀的結節進行處理就好，對於其他還沒引起症狀的結節可以繼續觀察，雖然無法像外科切除手術處理這麼完整，不過對於復發良性結節是不是要這麼積極處理，還是只要處理引起症狀的結節就好，就必須看每個人的需求。

局部處理風險性相對較低，術後恢復也較快，沒有傷口照顧問題，幾乎隔天就可以回到工作。對於許多需要馬上恢復正常生活的族群而言，是一個可以考慮的治療方向。

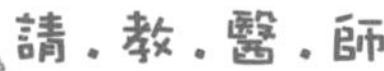

什麼原因導致結節復發？

很多人都會好奇，是什麼原因導致結節復發？已經開刀切除，怎麼還是會復發？很可惜，目前醫學上並無法找到哪些明確的原因導致這種情形。

結節復發跟飲食有關係嗎？還是遺傳？目前只能說這些因素有可能是原因之一，但都沒有非常強烈的證據來支持。簡單來說，大部份還是因為個人體質所導致，容易長結節的體質除非是選擇把甲狀腺都切除，不然長期追蹤下來，長出新的結節是很常見的情形。

第二節

得到甲狀腺癌，彩色人生變黑白？

當被診斷為甲狀腺癌的時候，心中是不是很震驚？根據國民健康署每年公佈的癌症登記資料顯示，甲狀腺癌常發生在50歲左右，但是臨床上很常遇到30到40歲這個年齡層的病人，很多病人甚至會擔心是不是沒有機會陪孩子長大，人生就此變成黑白。

得到甲狀腺癌會不會很快就死掉了？治療完會不會就無法過正常人的生活？甲狀腺癌真的這麼恐怖嗎？要怎麼選擇治療醫院？這個章節來跟大家介紹。

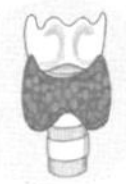

甲狀腺癌發生個案逐年上升！

根據國民健康署每年公布的癌症登記報告，新診斷甲狀腺癌個案從 1990 年 457 人，到 2000 年到達 2000 人，最新 2018 年資料已經達到 4445 人。以歷年資料來看，甲狀腺癌每年新診斷個案數持續呈現往上增加的狀況，還沒看到往下掉的趨勢，世界各國也都呈現同樣狀況，不是只有台灣才面臨到這個問題。

目前沒有明確原因來解釋這樣的趨勢，不過有些專家認爲是因爲現在人健康意識抬頭，常常主動接受身體檢查像是頸部超音波，所以會提早發現許多小的甲狀腺癌，即使發生個案數逐年增加，但是因爲甲狀腺癌而去世的人占整體癌症死亡人數不到 1%。

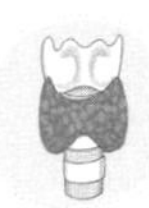

甲狀腺癌非不治之症

許多病人被告知得到甲狀腺癌當下，都十分震驚，甚至在診間直接落淚，不敢置信，第一反應常常是：我沒有任何不舒服或者症狀，怎麼可能是癌症？甲狀腺癌會有什麼症狀，前面的章節有詳細的介紹，但是最常見的症狀，就是「沒有症狀」。很多都是體檢或者因為不同原因作脖子超音波意外發現，接受穿刺才被診斷是癌症。

以台灣的資料來說，分化型甲狀腺癌（乳突癌與濾泡癌）幾乎占甲狀腺癌全部，有 90%是乳突癌，另外有 5%是治療方式幾乎跟乳突癌一樣的濾泡癌。其他髓質癌、未分化癌甚至是淋巴癌在甲狀腺都是非常罕見的狀況。

對於分化型甲狀腺癌如何治療已經有共識，這裡跟大家簡單的介紹治療方式，更詳細有關治療的細節，前面章節都有完整的說明。

手術治療

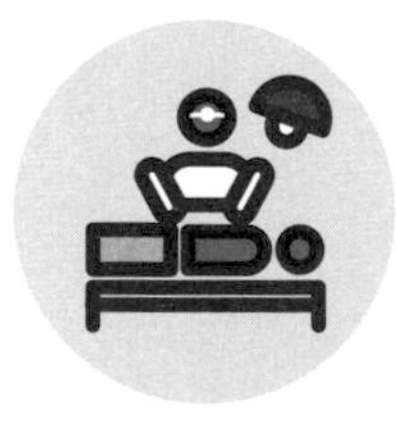

外科手術切除是治療分化型甲狀腺癌主要方式，一般左右兩邊的甲狀腺，有癌症那邊必須要完全切除，對側是不是要一起切除，要看對側甲狀腺是不是也有疑似結節，原本癌症大小、癌症是不是有侵犯周邊構造以及脖子淋巴結是不是有轉移。

中心區淋巴結是甲狀腺癌常見轉移位置，如果術前以及手術中有懷疑有淋巴結轉移，會建議要接受淋巴結廓清手術；反之，如果沒有證據顯示轉移，是不是要預防性進行中心區淋巴結廓清，目前還沒有一致性的共識。

對於外側淋巴結，除非手術前影像或臨床檢查已經證實有轉移，最好是穿刺證實有轉移證據，不然不建議進行預防性外側淋巴結廓清手術。

碘 131

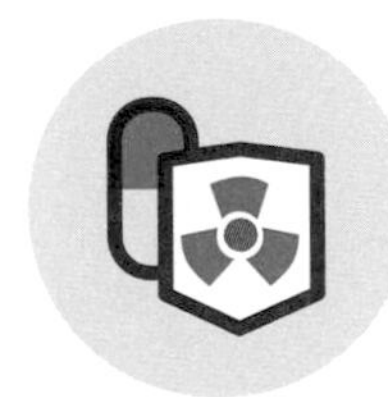

甲狀腺癌不需要接受全身性的化療，但是分化型甲狀腺癌會吸收碘，透過具有放射線的碘 131 可以協助殺死殘餘的正常甲狀腺組織與可能潛藏的甲狀腺癌。

只做單邊甲狀腺切除，不需要接受碘 131 治療，兩邊全切除的病人根據術後病理結果以及相關抽血檢查，再決定碘 131 治療劑量。

劑量超過 30mCi 就必須住進特殊的隔離病房（健保有給付）。如果需要大劑量碘 131 治療，會建議找設有特殊隔離病房的醫院，才能一次給予足夠治療劑量。

超音波追蹤觀察

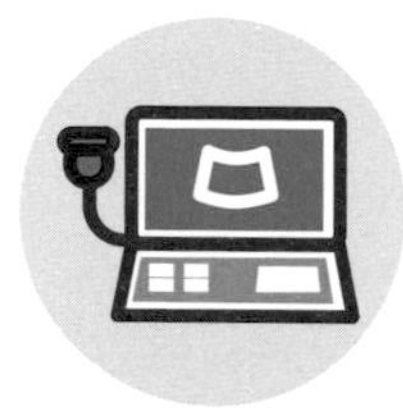

對於原發低風險性微小的甲狀腺乳突癌，日本長達 10 年以上研究已經有許多證據顯示，對於這個類型，可以考慮先用超音波追蹤，等到有變化（癌症變大或者是淋巴結轉移）再開刀。

不過即使這個類型相對沒有那麼惡性，對於被確定診斷有癌症的病友，只用超音波追蹤而不接受治療，即使已經有證據支持這個做法，但是能不能接受這樣的處理方式，心理上會不會有壓力，都是病友必須面對的問題。

燒灼消融手術

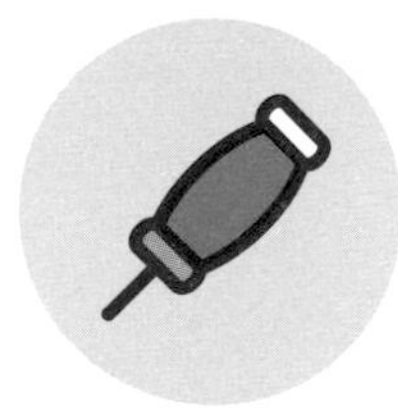

對於原發低風險性微小甲狀腺乳突癌，如果不想開刀、也不願意使用超音波追蹤，目前也有許多證據支持可以使用燒灼消融手術進行治療。這種治療方式，在有經驗的醫師操作下，通常可以對病灶進行有效治療，治療後病灶會明顯縮小甚至是完全消失。

燒灼消融手術只需要局部麻醉，而且其他正常甲狀腺組織幾乎不受影響；所以治療後不用擔心甲狀腺功能會受到影響，而且幾乎隔天就可以正常上班，是治療原發低風險性微小甲狀腺乳突癌另外一個選擇。

除非是髓質癌或者是未分化癌，大部份甲狀腺癌只要接受完整治療，通常可以有很好的治療效果，預後也都很不錯。所以甲狀腺癌絕對不是不治之症，只要與醫師配合大部份都可以有好的結果，也可以過正常生活。

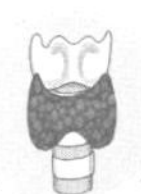

多專科團隊合作，全面照顧最放心

目前醫學發展越來越精細，強調多專科合作，不再是一科單打獨鬥。現今對於甲狀腺癌治療主要方式包含外科手術切除以及術後碘 131 的治療。

如何根據病友不同狀況提供治療建議，甚至治療後面臨的各式狀況，像是術後什麼時候要開始補充甲狀腺素，面臨復發的時候有什麼治療方式，要再開刀？選擇燒灼消融手術？標靶治療？這些都必須仰賴不同專科之間合作，才能給病友最全面的照顧。

病人在治療過程中都會選擇一位主要治療醫師，但是對於病友各式問題，背後必須要有一個團隊做後盾，才能給病友完整照顧。

以我所服務的中山醫學大學附設醫院甲狀腺癌治療團隊運作模式為例，團隊成員包含內分泌科、外科、放射科、病理科、核子醫學科，同時會有一位專責個案管理師，負責追蹤病友治療狀況。每月會定期舉辦甲狀腺癌多專科團隊會議，會議中討論複雜的個案，各個專科會提出建議，最後取得共識，再由主要治療醫師跟病友說明治療計畫。

除了選擇有成立甲狀腺癌治療團隊外，也建議選擇已經成立碘131病房的醫院。當需要服用碘131超過30mCi，就必須住進特殊病房。

如果沒有特殊病房支援，病友就無法接受足夠劑量的碘131，可能會影響治療效果，可詢問醫療院所，是否有設立隔離病房收治需要服用高劑量碘131的病人。

甲狀腺癌發生個案數逐年增加雖然是目前世界普遍趨勢，但是因爲甲狀腺癌而去世的比例並沒有明顯增加。即使被診斷爲甲狀腺癌，只要不是那些罕見的類型，選擇有多專科團隊合作的治療醫院，配合治療，都可以有非常好的治療效果，依舊可以擁有彩色人生。

多專科團隊合作

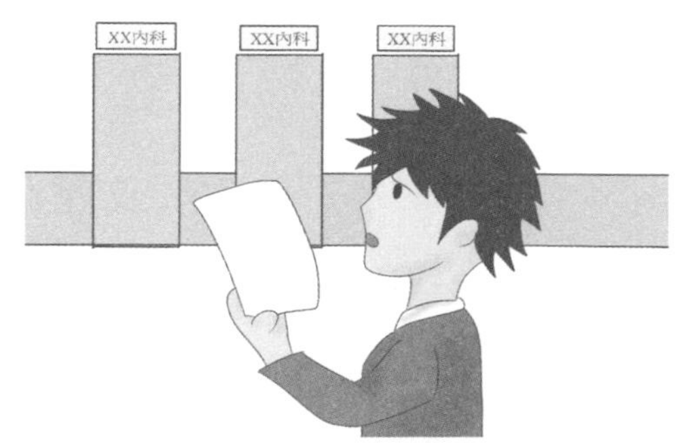

甲狀腺癌選擇有多專科團隊合作醫院，讓治療更全面。

第三節

甲狀腺癌
治療後注意事項

即使甲狀腺癌是相對沒有那麼惡性的癌症，還是有相當比例復發的風險，千萬不能治療後，就不定期追蹤。

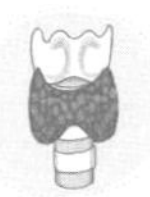

定時定量補充甲狀腺素

最常見的甲狀腺癌為分化型甲狀腺癌，其中又以乳突癌為大宗，在台灣大概占 90%，其他 5%為濾泡癌。這兩種癌別治療方式一樣，都是考慮手術後續搭配碘 131 治療，一般接受治療後效果都不錯，死亡率很低。

過去的資料顯示，即使接受完整治療最高仍有 30%的人會復發。隨著民眾健康意識提高，越來越多甲狀腺癌很早期就被發現，治療後復發的機率最高還是有 10%左右。

接受甲狀腺兩側全切除的病人，必須終生補充甲狀腺素。甲狀腺素是維持人體正常生活的必要賀爾蒙，醫師會根據病友狀況搭配抽血數值（主要是看 TSH 的數值），開立適當劑量讓甲狀腺功能維持正常，這種情況下即使長期服用，也不會對身體產生太大負擔，所以不用過度擔心。

服用甲狀腺素注意事項

甲狀腺素必須要空腹吃，建議病友養成固定習慣，一起床就服用，才不會忘記。即使忘記服用，短時間內不一定會對身體產生影響。

少部份體質比較敏感的病人，如果忘記補充甲狀腺素，會覺得整天沒有體力，做什麼事情都沒有興趣，這不是憂鬱症，而是因爲沒有足夠甲狀腺素所導致。如果已經乖乖吃藥，還是有以上這些狀況，可能是藥物劑量不夠，可以跟醫師討論，是否增加劑量。

對於一些復發風險較高的病人，目前的證據建議把甲狀腺功能維持在輕微亢進的狀況（TSH 略低於正常值）。當 TSH 略低於正常值，病人不一定會產生亢進的相關症狀，但是可以減少刺激、降低復發風險。不過要注意，身體長期處在輕微亢進，有時候比較容易會有心律不整或者是骨質疏鬆的問題，所以追蹤過程醫師也會幫忙注意是否有這些症狀發生，隨時調整劑量。

手術後甲狀腺素的補充因人而異，要根據病友開完刀的狀況，判斷復發風險，調整適當的藥物劑量。過程中必須跟醫師密切配合，找到最適合自己的藥物劑量。

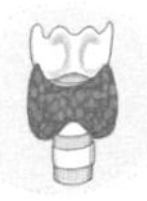

抽血檢測甲狀腺球蛋白、甲狀腺球蛋白抗體

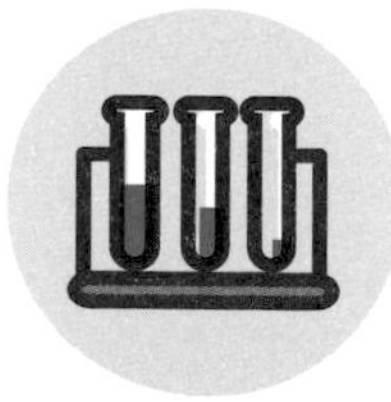

除了必須抽血檢測 TSH，評估甲狀腺素補充是否足夠的狀況外，甲狀腺球蛋白（Thyroglobulin）以及甲狀腺球蛋白抗體（Anti-Thyroglobulin Antibody）也要列入抽血檢驗項目。

➲ 甲狀腺球蛋白慢慢升高

甲狀腺球蛋白是由甲狀腺所製造的蛋白質，當接受兩側甲狀腺全切除以及術後碘 131 治療後，理論上所有甲狀腺組織都已經被消滅，體內不應該有任何可以產生甲狀腺球蛋白的組織，抽血檢驗會發現球蛋白濃度非常低（以筆者所在醫院標準是小於 0.2 ng/mL）。

這時可以將球蛋白當作一個癌症指數，治療後若發現甲狀腺球蛋白慢慢升高，就代表出現可以製造球蛋白的組織，可以高度懷疑是甲狀腺癌復發所造成。

➲ 甲狀腺球蛋白測不到

不過若甲狀腺球蛋白測不到，則必須同時抽血檢驗體內是不是有甲狀腺球蛋白抗體干擾球蛋白的檢測。抗體與球蛋白結合，會讓球蛋白眞實數值測不出來，讓醫師誤以爲球蛋白不存在，這種情況下，甲狀腺球蛋白濃度就沒有參考價值。

不過甲狀腺球蛋白抗體也可以當作一個指標，當治療後，抗體濃度逐漸上升，也是一個復發的跡象，必須做進一步檢查，評估哪個地方產生新的復發腫瘤。

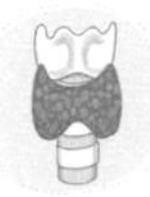

影像追蹤檢查不可少

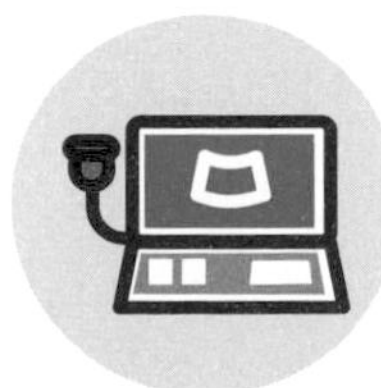

病人常常會疑惑，爲什麼已經把將甲狀腺拿掉，還會復發？其實只要是惡性腫瘤，即使耗盡心力努力想把所有腫瘤細胞都殺死，還是可能會有一

些看不到的惡性細胞留在體內，而這也是所有癌症病人必須配合醫師定期回診的重要原因，不要認爲一開始治療效果很好，看不到腫瘤就不追蹤了。

超音波為追蹤首選

超音波

甲狀腺癌的大宗——乳突癌最常見的復發位置爲脖子，這個區域最方便快速的檢查就是超音波，而且不用擔心任何輻射暴露的風險。

脖子常見復發的區域是原本甲狀腺的位置以及兩邊脖子的淋巴結（分爲中心區以及外側淋巴結）。脖子是一個小的區域，但是解剖構造複雜，裡面包含血管、肌肉、氣管、神經以及食道，往下就進入到胸腔，會被骨頭擋住。

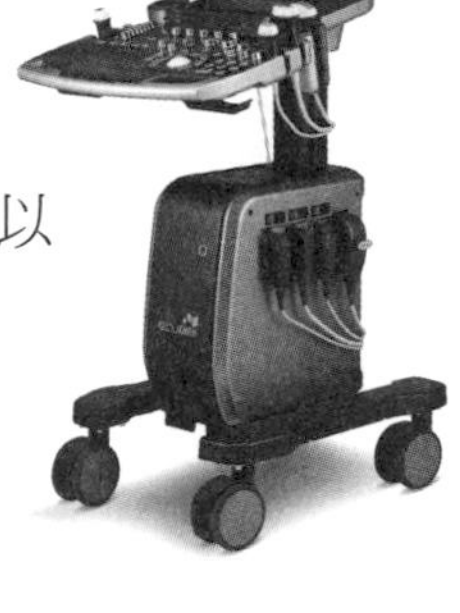

超音波為追蹤首選。

➲ 復發

利用超音波定期追蹤，如果原本甲狀腺位置出現新的腫塊，就要懷疑是復發。通常這種病灶都不大，超音波非常適合用來偵測這種小的腫塊。建議病人在固定的醫院追蹤，這樣醫師才能比對過去影像，早期發現復發問題。

➲ 轉移

脖子淋巴結是甲狀腺癌，尤其是乳突癌容易轉移的位置。淋巴結是人體正常構造，脖子正常情況就會有許多淋巴結存在，除非在手術前或手術中已經診斷或者強烈懷疑有淋巴結轉移，不然不一定要做淋巴結廓清（請參見手術治療章節）。但在追蹤過程，這些淋巴結就是很重要需要注意的部份。

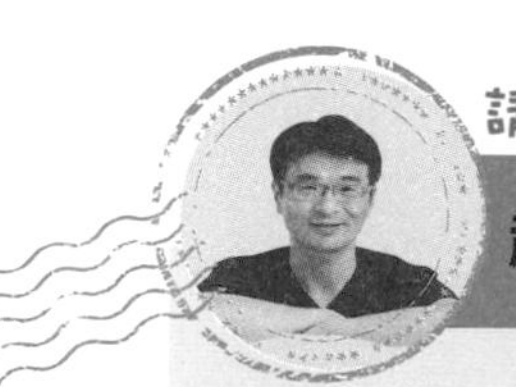

請．教．醫．師

超音波可以偵測所有的轉移嗎？

中心區淋巴結位於脖子深層，附近有鎖骨以及胸骨，有時候會被擋住，超音波不容易偵測，但是對於外側淋巴結是一個很好的檢查工具。

淋巴結的重點不在於大小，重要的是形狀跟構造。淋巴結變大不一定是轉移，有時候只是發炎導致變大，這種情況下，淋巴結還是會保有正常構造，只是變大而已。

對於一些小的淋巴結，如果出現一些疑似表現（微鈣化、內部出現液體變化或者正常構造消失），就要懷疑轉移可能。通常這些變化都很細微，必須仰賴檢查人員的經驗才有機會發現。

如果超音波檢查懷疑甲狀腺位置或者是淋巴結疑似轉移，下一步會建議考慮細針穿刺，取得細胞判斷是不是真的有癌症細胞。

其他影像檢查

影像檢查

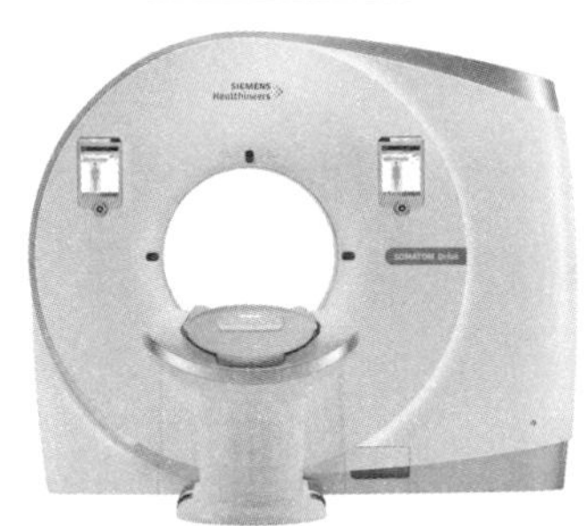

如果有懷疑復發或轉移，可考慮安排其他影像檢查。

超音波雖然是治療後檢查首選，但是有些區域超音波不容易偵測，甚至是死角根本看不到。如果有懷疑復發或轉移，但是超音波無法明確看到病灶，就需要考慮安排其他影像檢查。

➲ 電腦斷層

超音波雖然可以檢查大部份脖子的區域，但是對於中心區淋巴結以及脖子深層的部位，都是超音波的限制甚至是盲點。如果有懷疑這些區域的轉移，電腦斷層是一個很好的檢查工具。

另外，肺部也是甲狀腺癌可能轉移的器官，也可以透過電腦斷層發現。如果考慮接受電腦斷層，除非腎功能不佳或者對顯影劑過敏，不然都會建議要施打顯影劑，這樣才可以提供更多診斷上的幫助。

如果有計畫要接受碘 131 治療，因爲電腦斷層顯影劑含碘，通常會建議要延後至少 2 ～ 3 個月後再接受，不然會影響碘 131 治療效果。

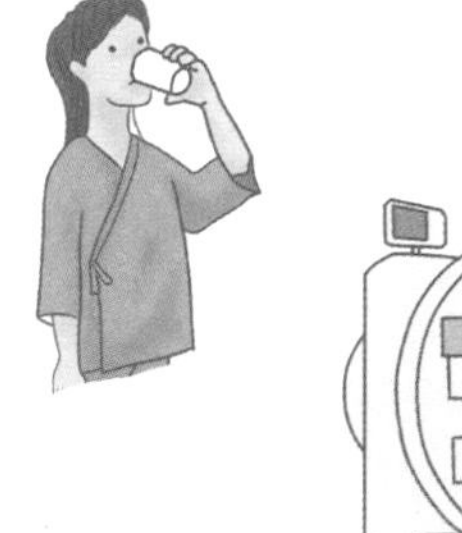

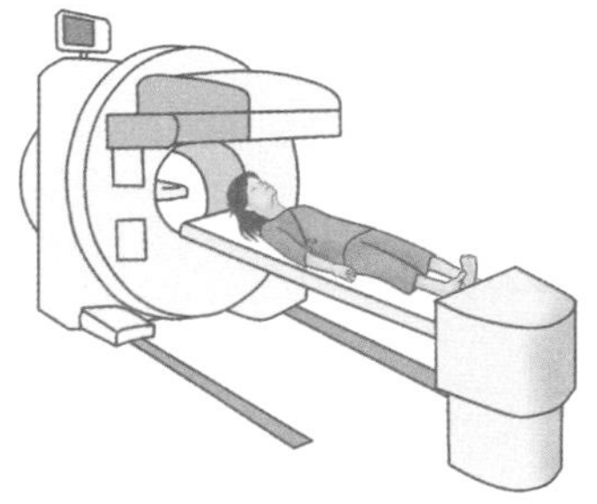

碘 131 可協助看到是不是出現轉移。

➲ 碘 131 掃描

碘 131 除了可以治療分化型甲狀腺癌，也可以用來檢查是不是有復發或轉移病灶。分化型甲狀腺癌（乳突癌與濾泡癌）會保有吸收碘的特性。如果抽血檢查發現甲狀腺球蛋白在治療後沒有下降甚至是升高，脖子超音波又無法看到明顯病灶，可以考慮服用低劑量碘 131 後，進行全身性掃描，可以協助看到是不是出現骨頭或者是肺部轉移。

➲ 正子攝影

正子攝影利用含有放射線的葡萄糖當作顯影劑，利用腫瘤細胞會比正常細胞吸收更多的葡萄糖的特性，作爲腫瘤偵測的工具，正子攝影也具有全身評估

正子攝影

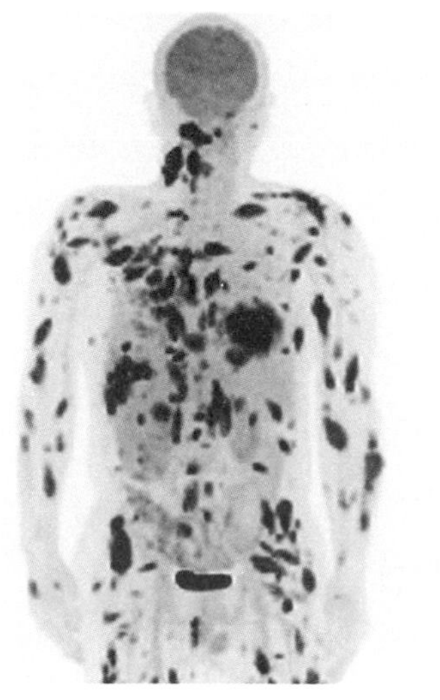

正子攝影，所有黑點都是轉移。

的特點。

正子攝影不會當作甲狀腺癌治療後第一線檢查，目前建議當碘 131 掃描都看不到任何病灶且甲狀腺球蛋白有明顯升高的時候使用。如果在這種情況下發現明顯吸收葡萄糖的病灶，就要擔心原本的分化型癌症轉變成「去」分化類型。

「去分化型」的甲狀腺癌對碘 131 治療效果較差，大都考慮再次開刀甚至是使用標靶藥物的治療。

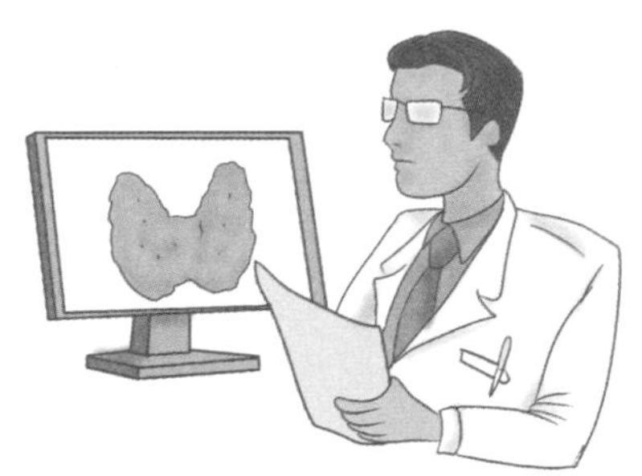

定期回診追蹤可早期發現復發。

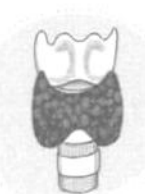

定期回診追蹤，早期發現復發狀況

補充藥物、抽血檢查以及影像評估是甲狀腺癌病友治療完後，必須要與醫師密切配合的事項。即使一開始治療效果很好，看不到任何腫瘤，也必須定期回診追蹤，有不少病友是在治療後 10 到 20 年才發現復發。

即使甲狀腺癌是相對治療效果不錯的癌症，絕對不可以輕忽，定期追蹤，才能早期發現可能復發狀況。

第四節

甲狀腺癌
復發的處理方式

甲狀腺癌接受完整治療，還是會有復發的機會，目前已經有許多有效的治療方式可以幫助復發的病人。發生復發，病人心情都會很沮喪，但千萬不要因此放棄或者是逃避不治療，只要跟醫師討論配合，找到適合的治療方式，甲狀腺癌還是可以被好好控制、可以有不錯的治療效果。

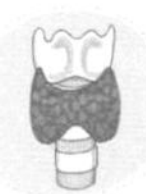

甲狀腺癌復發的治療方案

相對於其他癌症，甲狀腺癌致死率確實不高，但主要是針對最常見的分化型甲狀腺癌（乳突癌與濾泡癌）來說。其他兩種罕見的髓質癌與未分化癌，每年台灣發生總人數幾乎很少超過 50 人，所以對於甲狀腺癌治療以及復發的處理都會集中在分化型甲狀腺癌，因爲致死率不高，所以大部份病人在治療後都可以活很久，也可以過著像正常人一樣的生活。

但是還是有 10 ～ 30％的病人會面臨到復發的問題。若遇到復發時可考慮下列的處理方式。

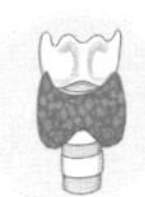

外科切除手術

在進行外科切除手術前，可考量下面幾種情況來選擇治療方式。

只做過單邊切除

如果一開始治療只接受單邊甲狀腺切除，追蹤過程中發現有復發（原本甲狀腺位置）、轉移（脖子淋巴結或者是肺部或骨頭轉移）或者是對側甲狀腺出現甲狀腺癌，就必須把對側沒有切除的甲狀腺切除。單邊切除的情況下，不會接受碘 131，切除對側之後，就必須考慮接受碘 131 治療。

發現新的淋巴結轉移

脖子淋巴結是乳突癌常見轉移的部位。乳突癌術前超音波檢查可能有 30％發現淋巴結轉移，會先出現在同側中心區淋巴結，然後再轉移到外側；如果第一次手術前都沒有發現有淋巴結轉移，不一定要常規做淋巴結廓清，尤其是外側淋巴結。

但追蹤過程中，如果超音波或者電腦斷層發現脖子有疑似淋巴結轉移，穿刺也證實是淋巴結轉移後，就必須安排淋巴結廓清手術。外側淋巴結廓清會建議把同側下巴到鎖骨之間的淋巴結進行廓清，脖子都會留下一條很長的傷口。這也是爲什麼在診斷甲狀腺癌的時候，如果沒有明確證據證實已經有外側淋巴結轉移，不然不會常規進行外側淋巴結廓清手術的原因。

外側淋巴結廓清後傷口

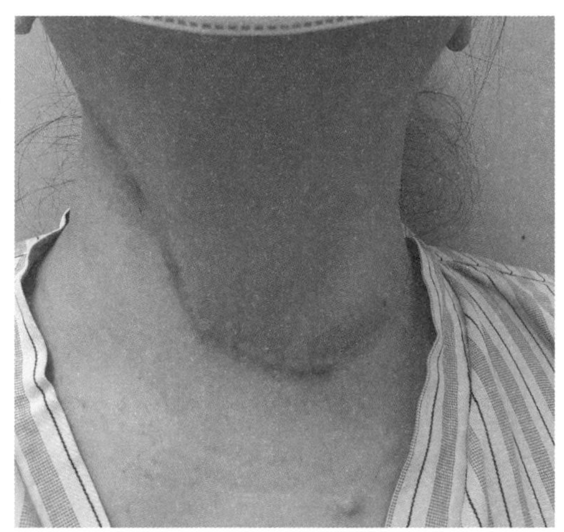

外側淋巴結廓清後會留下一條很長的傷口。

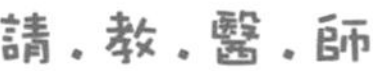

如果只有一顆被證實轉移，手術範圍也這麼大嗎？

如果都沒有做過淋巴結廓清手術，即使只有一顆外側淋巴結被穿刺證實是轉移，目前的證據顯示，其他相關區域的淋巴結都有可能受到影響，所以會建議儘量一次手術就做比較大範圍的廓清，減少以後復發的機會。

已經做過雙邊切除＋中央與外側淋巴結廓清

即使已經做過這麼完整的治療，少部份病人還是會遇到復發的問題，最常見還是脖子淋巴結。

雖然甲狀腺癌預後相較於其他癌症好，代表要因爲甲狀腺癌而去世的機會相對不高，但是甲狀腺癌有一個惱人的問題——還是有病人會在脖子出現小的淋巴結轉移，所以有些病友會反覆接受多次手術治療。如果已經做過這麼完整的外科手術治療，原本手術的區域會有沾黏問題，通常要再次開刀，風險會較高，比較容易會有併發症發生，像是聲音沙啞或者是傷害到其他神經。

這種情況下的脖子淋巴結復發通常都不大，可以選擇把這些轉移淋巴結切除即可，不需要進行大範圍的廓清。另外一個問題是，這麼小的淋巴結復發，當打開脖子的時候，是不是能找到，也是另外一個問題，所以有時候會建議先觀察，等到病灶變大再考慮開刀。

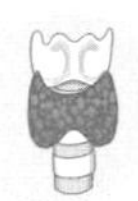

碘 131 治療

分化型甲狀腺癌只要還保有吸收碘 131 的能力，就建議要繼續接受碘 131 治療。碘 131 治療有一個簡單的原則，對於影像檢查看得到而且也可以切除或者處理的病灶，會建議先開刀或者接受相關處理，最常見就是上面所提脖子淋巴結，之後再安排碘 131。

碘 131 主要作爲除惡務盡的角色，要去消滅殘存肉眼看不到的小的轉移。

乳突癌

雖然乳突癌比較常在局部脖子淋巴結轉移，但是有時候也會出現肺部轉移甚至骨頭轉移。

濾泡癌

比較少出現脖子淋巴結轉移，但是比較常見肺部或骨頭的遠端轉移。對於遠端轉移，處理方式也類似，能開刀就開刀。不過相對於脖子的區域，肺部跟骨頭比較不容易反覆接受開刀治療，而且肺部有時候會出現多發性／瀰漫性轉移，甚至兩側肺部有許多小的轉移，要開刀幾乎不可能。這種只能倚靠碘 131 來治療。

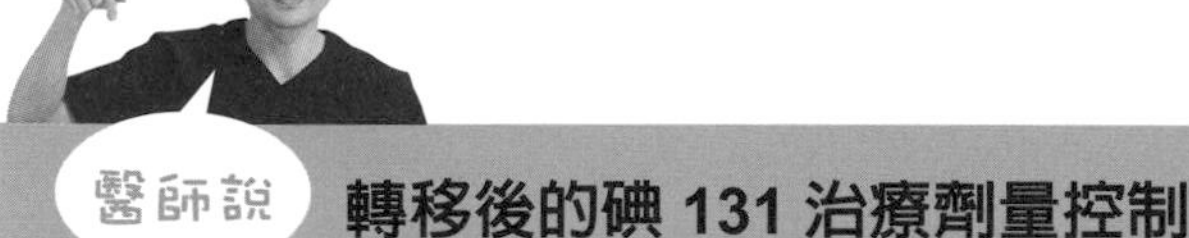

醫師說　轉移後的碘 131 治療劑量控制

對於上述轉移後的碘 131 治療，都需要服用大劑量碘 131，代表需要住進特殊的隔離病房才有辦法處理，有些醫院因為沒有隔離病房，會使用 30mCi 分次給予。比如說病友預計接受 120mCi 的劑量，分成四次 30mCi 給予。通常 30mCi 的劑量可以有效破壞手術後殘存正常甲狀腺，但是對於轉移病灶效果可能不夠。至於分次給予小劑量跟一次給予大劑量治療效果是不是一樣，目前還有討論的空間，原則上會建議，如果需要大劑量治療，還是直接一次接受大劑量，會有比較好的治療成效。

髓質癌以及未分化癌

兩者都不吸收碘，所以是不考慮碘 131，只能接受外科手術或者是其他輔助治療。

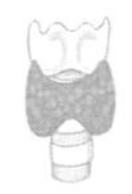

燒灼消融手術

前面外科手術有提到，即使接受兩側全切除以及做完中央與外側淋巴結廓清手術，脖子上已經留下明顯疤痕，還是有可能出現一些小的復發在頸部淋巴結。

再次開刀要擔心前次手術所造成沾黏問題，而且開刀是不是能找到這些小的轉移，有時候甚至不到 1 公分，對外科醫師來講是一個很大的挑戰。因此有時候會建議可以先觀察，等到變大再處理，但對病人來說，已經證實有復發，要等到變大再處理，心理上會有很大的壓力。目前已經有許多證據顯示，在這種情況下，燒灼消融手術可以協助病友解決問題。

當穿刺已經證實是轉移後，在超音波導引下，可以精準的將燒灼針插入穿刺證實的病灶內。現在超音波解析度很好，都可以清楚的看到病灶位置，通常只需要局部麻醉就可以完成，傷口也只有針孔大小，病友不需要再度承受開刀過程的辛苦。

這些脖子復發病灶常常貼在血管、神經或者重要構造像是氣管食道旁邊，接受燒灼消融手術產生神經受損或者是聲音沙啞的風險會比較高，有時候也不容易完全處理，必須找尋有經驗的醫師才能安全有效執行。

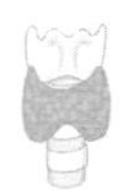

標靶治療

對於已經開過很多次刀，也做過許多次大劑量碘 131 治療還是出現廣泛性復發（脖子，肺部或者骨頭），甚至發現碘 131 效果已經不好。目前健保已經有條件給付兩種不同標靶藥物治療，更詳細的內容可以參考本書標靶藥物章節。

目前的證據已經顯示，少部份的病人會發展到這種比較棘手的情況，但是目前標靶藥物可以提供這類病友相當不錯的治療效果。標靶藥物伴隨而來的相關副作用，有時候會降低病人吃藥的意願，所以接受標靶治療後，必須密切跟醫師配合，觀察副作用發生的程度，隨時調整劑量。

第五節

分化型甲狀腺癌的放射線碘治療注意事項

要把放射線物質吃進身體裡面，相信許多人會很擔心，難道不會造成身體或者身邊親朋好友受到影響嗎？治療安全嗎？治療前中後，有什麼需要配合或注意的事項？本章節讓大家更了解相關治療流程，避免恐慌。

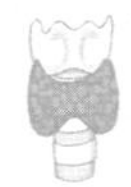

碘 131 治療前的 2 項準備

碘 131 是一種具有放射線的物質，是治療 分化型甲狀腺癌不可或缺的一部份。大部份分化型甲狀腺癌的病人在接受甲狀腺全切除後，都會安排後續碘 131 治療。

想要有好的治療效果，從治療前就必須配合停止服用甲狀腺素以及低碘飲食；治療中要配合相關規定；治療後，達到出院標準後，體內殘存的輻射劑量都已經達到相對安全範圍。

除了第一周會比較辛苦，大致上都可以恢復正常生活，不需要擔心輻射問題，而將自己關在房間裡面。

對於碘 131 治療各大醫院都已經有標準化流程，以及各種衛教單張，本章節提到的各個時間點，各家醫院可能有些差異，但是只要好好跟負責治療的醫師醫院配合，碘 131 是一個非常安全的治療方式。

分化型甲狀腺癌（乳突癌以及濾泡癌）接受甲狀腺全切除後，會根據術後病理檢查結果以及抽血數據考慮安排碘 131 治療，用來破壞殘存的正常甲狀腺組織，或者是微小甚至外科手術無法切除乾淨的甲狀腺癌組織。

爲了讓碘 131 有效被殘存的組織吸收，病人在治療前，必須做兩項主要事前準備，讓治療效果提高。此外，即使只是準備進行碘 131 掃描（非治療目的），也必須做這些準備以提高掃描的準確性。

準備 1：提高體內促甲狀腺激素（TSH）濃度

殘存甲狀腺組織或癌症對於碘 131 的攝取會受 TSH 影響，TSH 濃度越高，碘 131 攝取越好，目前建議在治療前，TSH 至少要高於 30 mIU/L（正常值約 0.4 ～ 4.0mIU/L）。有兩種方法可以用來提高 TSH 濃度。

➲ 停止服用甲狀腺素

在甲狀腺全切除後，人體無法正常合成甲狀腺素，就必須終生口服甲狀腺素，用來維持身體正常運作。

接受碘 131 治療前，必須停用甲狀腺素 4 到 6 周的時間，讓體內偵測到甲狀腺素濃度降低，達到升高 TSH 濃度的目的。停藥的過程中會因為甲狀腺素不足，身體處於甲狀腺功能低下的狀態，而出現相關低下症狀，像是容易疲倦、心情憂鬱、做事沒有動力、便秘等各種身體不舒服的狀況，身體跟心理上都會比較不舒服。

➲ 施打人工合成甲促素（recombinant human TSH）

如果不想要利用停止服用甲狀腺素的方式來提高 TSH 濃度，也可以考慮皮下注射人工合成甲促素。人工甲促素也可以有效提高體內 TSH 濃度，通常再接受碘 131 治療前兩天，連續兩天在皮下各注射一劑人工甲促素，到第三天就可以服用碘 131，過程中不用停止服用甲狀腺素，就不會發生甲狀腺功能低下的各種症狀。目前健保僅有條件給付人工甲促素，必須事前申請，不容易通過，所以大部份都需要自費，一劑大約兩萬，需要自費四萬塊左右。

不管是停藥或者施打人工甲促素，都可以有效提高體內 TSH 濃度，提升碘 131 治療效果。至於要選擇哪種方式，可以跟醫師討論。如果擔心無法忍受停藥所導致的各種低下症狀，經濟上也可以負擔，選擇人工甲促素，或許是一個不錯的選擇。

準備 2：降低含碘食物攝取

除了提高體內 TSH 濃度外，在碘 131 治療前至少兩周要進行低碘飲食，治療後兩天內也要保持低碘飲食（治療前後各家醫院進行低碘飲食時間長短有些差異，僅提供參考）。

低碘飲食的目的，是讓體內殘存的甲狀腺組織處在缺碘的環境下，可以幫助碘 131 讓殘存組織更有效率吸收，就好像長期餓肚子，突然有一頓大餐在眼前，會想要大吃一頓。如果不進行低碘飲食，殘存的甲狀腺組織可以持續吸收來自食物的碘，等眞的服用碘 131 後，這些組織會降低吸收，會影響治療效果。

手術前，如果有接受注射顯影劑電腦斷層檢查，因爲顯影劑內會含有大量碘，會建議至少等 2 到 3 個月，讓體內排出碘，才不會影響碘 131 效果。

但若等 2 到 3 個月後，再接受碘 131 治療會不會太晚？其實以目前台灣醫療流程，手術前會安排相關檢查（電腦斷層會安排在這個時候），然後回到門診與醫師討論開刀日期，開完刀之後還要等傷口恢復再安排碘 131 治療，所以做完電腦斷層檢查到眞的要接受碘 131 檢查，也差不多要 2 個月以上的時間，實務上並不會將碘 131 治療拖延太久時間。

停止服用甲狀腺素會造成相關低下症狀，但是低碘飲食不會造成不舒服的症狀，但是會讓病友生活上有點困擾，畢竟含碘食物太多，很多病友常常會抱怨找不到東西可以吃，通常各家醫院會提供低碘飲食可以吃的食物清單，原則上只要依照指示，在治療前後進行低碘飲食，之後就可以正常飲食，不需要有特別限制。

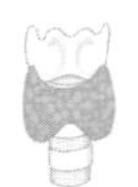

為何需要低碘飲食？

「低碘飲食」並非「無碘飲食」，即儘量減少飲食中含碘量，其攝取量控制在每天約 50 微克。目的是減少身體儲存的碘，以幫助放射性碘掃描及治療的功效，所以當醫師告知需做放射性碘掃描或治療前，需降低飲食中的碘攝取。

碘 131 治療中的注意事項

碘 131 劑量會根據手術後病理以及抽血檢查來決定，詳細情形可以參考本書碘 131 治療章節。以 30mCi 爲界線，超過 30mCi，就必須住進特殊隔離病房。治療前後三小時要避免飲食，以利碘 131 的吸收。

目前碘 131 治療都是由健保給付，此外，懷孕婦女絕對不可以接受碘 131。依服用的劑量不同，有不同的注意事項。

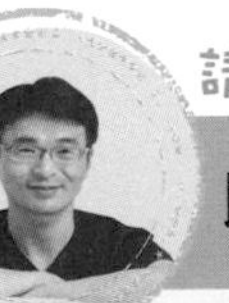

請．教．醫．師

既然顯影劑含碘，那可以不要打顯影劑嗎？

除非是腎功能很差，或者對顯影劑有嚴重過敏，不然接受電腦斷層檢查都會建議要施打顯影劑。打了顯影劑可以提供更多影像訊息，協助醫師更精準評估整體狀況。雖然會造成碘 131 治療時程的一些拖延，不過整體上還是利大於弊。

低碘飲食這樣吃

食物種類	可以食用○	避免食用 ×
全穀雜糧類	· 米、麵粉、未加鹽麵條、未加鹽各種穀類 · 玉米、紅豆、綠豆、薏仁 · 去皮馬鈴薯、山藥等 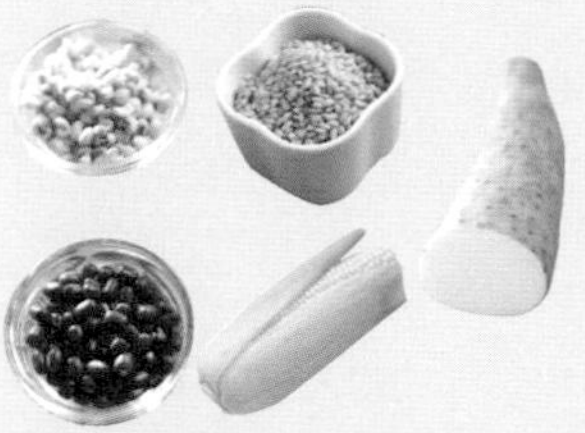	· 含加鹽的烘培食品，如：吐司、麵包、甜、鹹餅乾、糕點、麵條、麵線、各類加鹽穀類脆片 · 青豆、黑眼豆、花豆、白豆 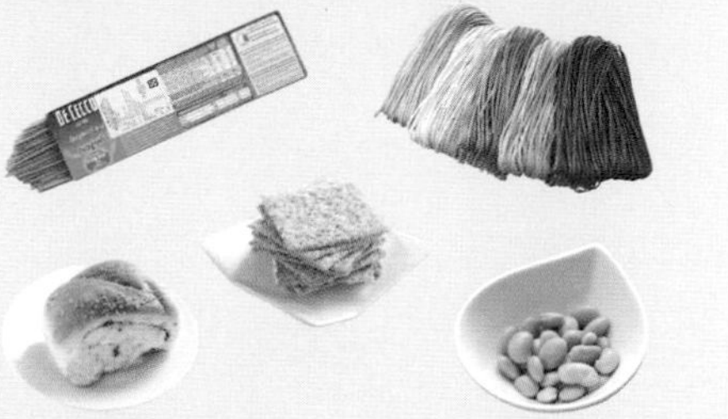
蔬菜類	· 新鮮蔬菜 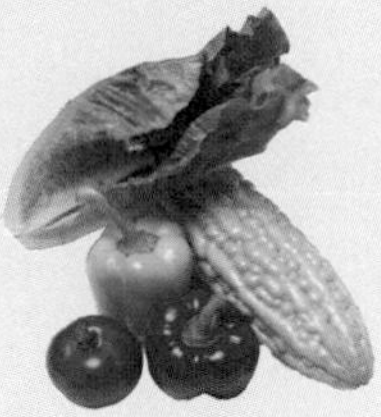	· 海帶、紫菜、髮菜、海苔、海燕窩（珊瑚草）、寒天、洋菜 · 含加鹽的蔬菜加工品，如：泡菜、酸菜、醬菜、雪裡紅、榨菜 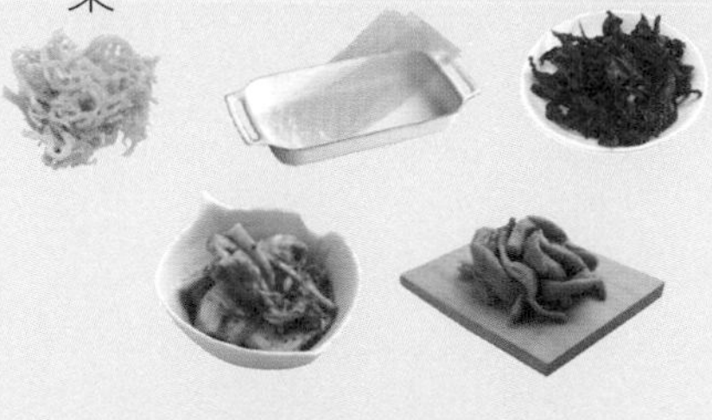
水果類	· 新鮮水果、果汁 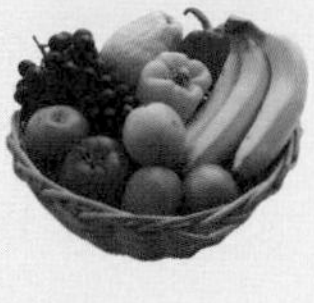	· 蜜餞、水果罐頭 · 含有紅色色素 7 號的（呈現紅色或橘色）的果汁、果凍、糖果、罐頭等 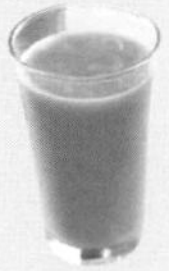

黃豆及其製品	・無。（會有些差異，遵循治療醫院標準即可） 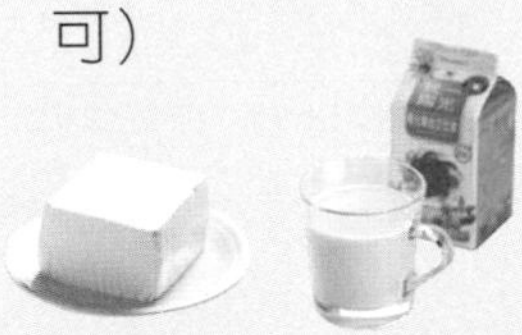	・黃、黑豆及其加鹽製品，如：豆乾、味噌、納豆、豆奶、醬油、豆腐、豆漿、毛豆 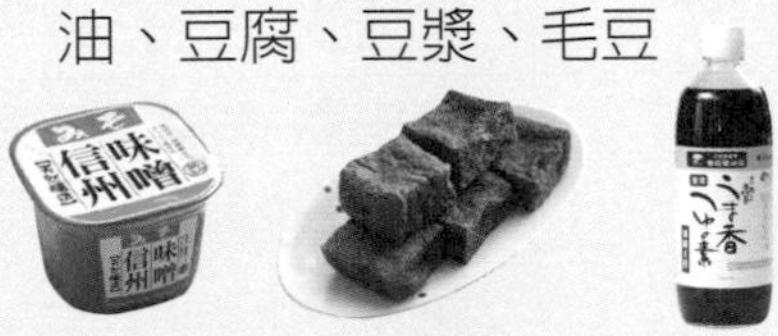
肉類	・新鮮未加工的各式肉類，如：牛、豬、羊、雞、鴨等 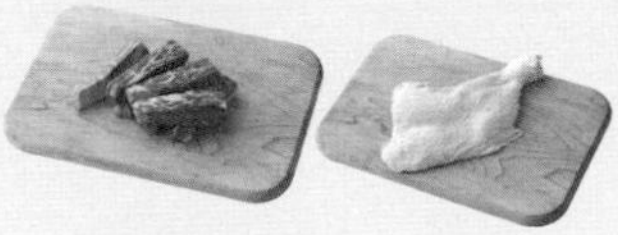	・含加鹽的各式肉類加工品，如：肉鬆、肉乾、培根、香腸、熱狗、火腿、肉品罐頭
海產類	・無	・海魚、貝、蝦、蟹、蚵、干貝及其製品 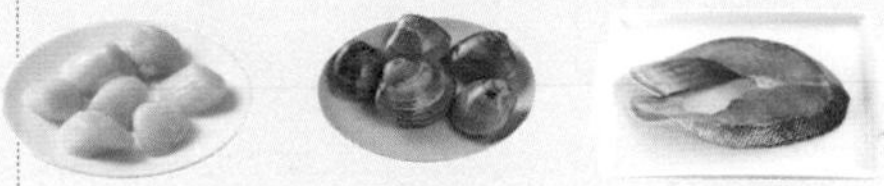
蛋類	蛋白 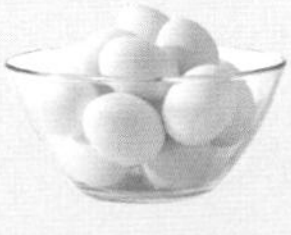	・蛋黃和含蛋黃製品，如：蛋糕、美乃滋、布丁 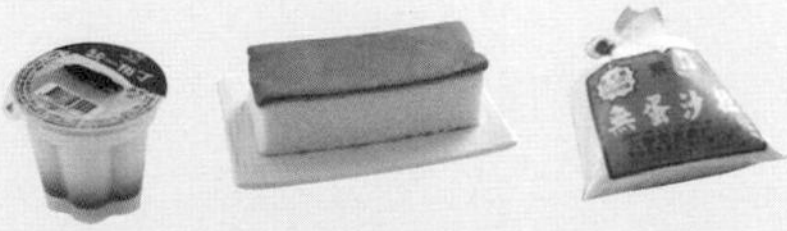
乳製品類	・無 ・酪農會用優碘清潔牛隻的乳頭，牛奶中實際含碘量的多寡有待商榷，建議在治療期間盡量少飲用	・牛奶、乳酪、優格、冰淇淋、含牛奶成分的糕點、布丁 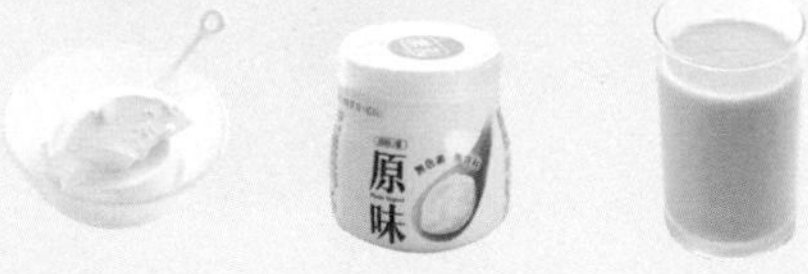

油脂堅果類	·所有烹調用油，如：大豆油、葵花油 ·無鹽人造奶油、無鹽花生醬 ·無調味之堅果類，如：花生、腰果等 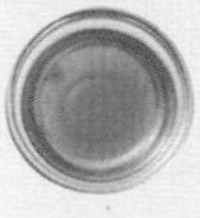 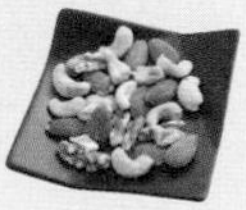	·加鹽的堅果、人造奶油、花生醬 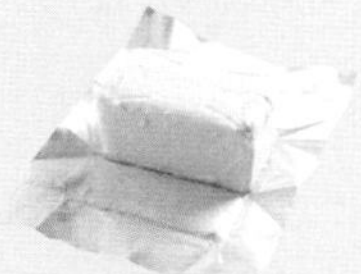
鹽、調味料	·無碘鹽、白醋、無鹽調味粉、天然辛香料、冰糖、砂糖、蜂蜜 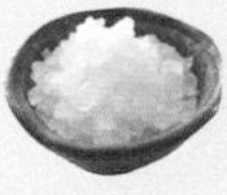 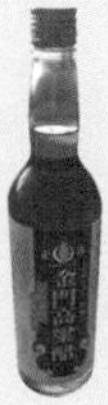 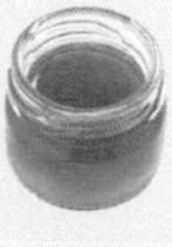	·加鹽及其調味料，如：烏醋、醬油、魚露、蠔油、番茄醬等各式醬料、加鹽調味粉 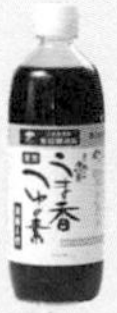 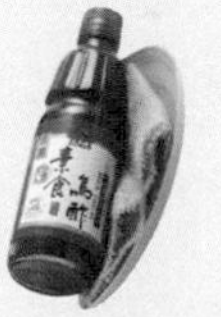 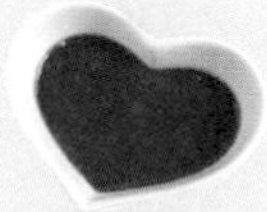
飲品	·純黑巧克力、純可可粉、現泡咖啡、現泡茶 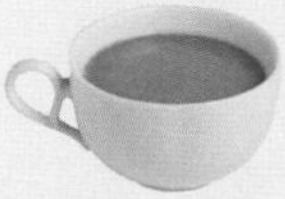 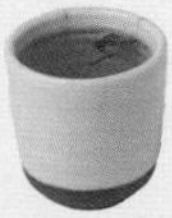	·拿鐵、牛奶巧克力、鮮奶茶、鮮奶綠茶等 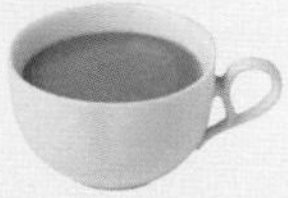
營養品、保健品或藥品	市售營養補充品、保健食品、綜合維他命或含來自海洋原料之營養補充品，均可能含有「碘」，購買或食用前請洽詢專業人士如醫師、藥師、營養師。	

特別提醒：

❶ 碘在烹煮過程中，易溶於水中，所以減少湯汁、滷汁、菜汁食用。

❷ 購買食品前，請先看營養成份標示，若有成份標示有「碘」，即為含碘食品。

❸ 選購食鹽時，若成份標示有「碘酸鉀」或「碘化鉀」即為加碘鹽。目前市售加碘鹽每五公克（一茶匙）約含 75 ～ 100 微克的碘。

❹ 低碘飲食標準各家醫院會有些許差異，遵循治療醫院準則就可以，不用太過擔心。

❺ 低碘飲食期間，不建議外食，儘量在家自行料理。

服用 30mCi 碘 131，可直接回家

對於一些低風險性的分化癌，外科手術已經將癌症完全切除，術後也沒有發現脖子淋巴結轉移的狀況，可以考慮服用 30mCi，主要目的是要破壞肉眼看不到的正常甲狀腺組織。

服用 30mCi 不需要住院，服用後可以直接回家。回家後記得要多喝水，建議每天至少 1500 到 2000cc（有心肺以及腎臟問題病友需與醫師討論），幫助碘 131 排出。

超過 30mCi，須住特殊隔離病房

對於中高風險的分化癌，會擔心體內可能有些殘存的腫瘤或者日後復發風險較高，通常會給予超過 30mCi 的碘 131，不但可幫助破壞正常殘存的甲狀腺組織，也可以治療肉眼看不到的癌細胞，甚

至是手術前就已經知道有轉移病灶，都可以透過大劑量碘 131 達到治療目的。治療時的注意事項如：

➲ 須特殊隔離病房：

因為服用劑量高，必須單獨住進經過特殊設計的隔離病房（房門與牆壁內部會有鉛板，阻絕放射線），住院過程家人無法在旁邊陪伴，住院時間通常是 3 到 5 天，待評估體內放射線劑量達安全標準後，才可出院。

➲ 一次足量：

碘 131 治療如果評估需要進行大劑量治療，會建議直接攝取足夠劑量。有些醫院因為沒有隔離病房，會給予數次 30mCi 的劑量，達到預期所計畫的目標。舉例來說，預計給予 120mCi，但是沒有隔離病房，所以分四次給予 30mCi，總劑量也是 120mCi。但是效果是不是等於一次給予 120mCi，目前還是有許多討論，建議還是直接一次吃足夠劑量會有比較好的治療效果。

➲ 多喝水：

住院過程中，一樣要多喝水，建議每天至少 2000cc（有心肺以及腎臟問題病友需與醫師討論）。碘 131 主要是由尿液中排泄，男性病人上廁所要採用坐姿，避免尿液汙染周邊環境。

➲ 避免便秘：

住院過程中如果有便秘現象，必須立即反映，醫師會開立相關藥物緩解病狀，以幫助碘 131 儘早排出體外。

➲ 用品需特殊處理：

口水以及汗水也會有些微碘 131，所以使用過的餐具，衛生紙以及毛巾，都屬於輻射廢棄物，要經過特殊處理，不可以當作一般醫療廢棄物。

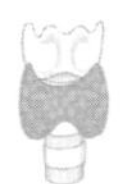

返家後需注意事項（輻射防護）

治療性碘 131 要注意輻射防護（服用包含以及超過 30mCi 的碘 131）。碘 131 服用後，在 24 小時內約有 76%的活性會隨尿液、排泄物、汗水或者唾液等方式排出體外。不過，大部份都是由尿液排出，所以會鼓勵病人多喝水、多上廁所，將碘 131 儘快排出體外。

若服用高劑量（超過 30mCi），出院前，輻射防護師會測量身體殘存的輻射劑量是否達到安全。身體殘存的輻射劑量會受碘 131 攝取劑量，殘存甲狀腺組織多寡以及身體代謝能力所影響。各家醫院會制訂安全出院標準，詳細劑量以及相關輻射防護專業知識過於艱深難懂，只要記得，當達到醫院所制定的安全標準後，就可以放心回家。

不過要注意即使輻射劑量達到安全標準，但身體上還是有相當殘餘的輻射，出院回家還是要注意相關輻射防護，醫院會提供回家後的注意事項，各家醫院會有一些差異，只要遵循治療醫院指示就好，不用太過擔心。

診斷性的碘131掃描（攝取低於5mCi），因爲殘存在體內輻射劑量很低，通常可以正常生活。

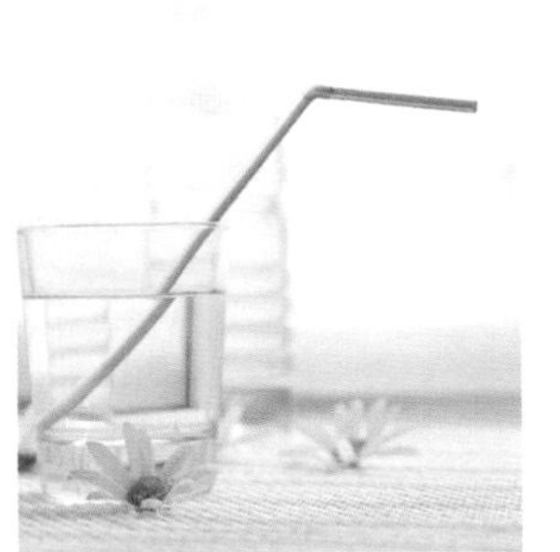
碘131主要是由尿液中排泄，應多喝水。

碘 131 治療期間可以懷孕嗎？

對於女性，會建議在治療後至少超過6到12個月再準備受孕，男性則在治療超過3到6個月才建議與伴侶嘗試懷孕。

1/4到1/5的女性治療後會有短暫（通常不會超過1年）卵巢衰竭或者是短暫無月經；男性則會有精蟲數量降低，有時候會影響受孕，但目前無明確證據顯示會導致永久不孕，但可能受孕過程會較辛苦。

單次給予大劑量治療，目前沒有證據顯示會導致永久性不孕。不過美國甲狀腺協會建議，男性如果累積治療劑量超過400mCi，要注意可能會有不孕的風險，或許可以考慮先將精子儲存，避免日後眞的發生受孕困難的問題。

碘 131 治療期間可以哺乳嗎？

哺乳期間，乳腺管擴張，變大的乳腺有可能吸收更多的碘131。如果哺乳期接受碘131的治療，嬰兒攝取到含有碘131的乳汁，會破壞嬰兒的甲狀腺組織，導致嬰兒產生甲狀腺功能低下，所以哺乳過程不建議接受碘 131 治療；如果哺乳期間眞的要接受碘 131 治療，在治療前至少 3 個月要停止哺乳。

至於碘 131 治療後，多久可以恢復哺乳？目前台灣醫院一般會建議治療後三個月後再開始繼續哺乳。美國甲狀腺協會是直接建議碘 131 後就不要再進行哺乳。

不過以實務經驗來看，哺乳期的媽媽，如果要接受碘 131 治療，治療前後要停止哺乳至少六個月的時間，通常這段時間乳腺就會開始萎縮，乳汁分泌會慢慢減少甚至完全沒有乳汁分泌。

如果治療完，媽媽想要再度哺乳，可能會比較困難，可以尋求醫療院所的哺乳門診，提供相關哺乳諮詢、協助再度泌乳的可能。

碘 131 治療期間要維持社交距離嗎？

治療後一周內，須注意維持社交距離。家中有孕婦以及未成年人，特別是嬰幼兒，治療後一周，避免接觸。對於家中成年人一周內也避免長時間近距離接觸（距離 1 公尺，大約是一隻手臂張開的距離，每天不要超過四小時）。

碘 131 治療期間可以同房或抱嬰幼兒嗎？

不可以。睡眠時間長，而且距離近，所以治療一周內，要單獨睡，不可以家人同房睡覺，也避免有親吻或性行爲的親密接觸。三周內不要與孕婦未成年人（特別是嬰幼兒）一同睡覺。

通常三周後，體內殘餘輻射劑量已經非常低，基本上不會有太大問題，不過輻射線對於嬰幼兒影響較大，三周後可以考慮同房但是分床睡。一般會建議大概二到三個月後才能長時間抱嬰幼兒。如果擔心，可以回到醫院，請醫院輻射防護師量測身上殘餘輻射量，如果劑量已經很低，跟家中嬰幼兒分開時間就不用那麼長。

碘 131 治療期間可以一起用餐嗎？

可以，但是要用公筷母匙。吃飯時間其實不長，不需要特別擔心，但是一樣要注意是否有孕婦以及嬰幼兒。可以使用免洗餐具，使用完後可以直接丟棄。如果使用餐具，要分開洗滌，不要跟家人的混在一起。

碘 131 治療期間上廁所要注意什麼？

碘 131 主要是透過腎臟由尿液排出，雖然出院後，體內劑量已經很低，不過尿液中還是會有殘餘劑量。另外，糞便中也會有，如果有便秘的情形，一定要告知醫師開立藥物處理便秘問題，加速碘 131 的排出。

出院後一星期，大小便完，要至少沖水兩次，最好情況下，固定使用家中某一間廁所，其他人不要使用。男生建議以坐姿上廁所，避免小便汙染周遭環境。

碘 131 治療期間可以正常上班嗎？

通常沒有問題。不過根據工作性質不同要調整。如果工作環境有孕婦與嬰幼兒要特別注意，特別是治療完一周內，就不適合急著回去上班。如果都是成年人，通常只要維持適當社交距離，不要有長時間近距離接觸，通常不會有太大問題。

碘 131 治療期間出國會有影響嗎？

出國的時候，機場的高敏感輻射偵測器有可能會偵測到體內殘留的放射性。所以碘 131 治療完三個月內如果要出國，可以先跟醫師申請證明，避免出關的時候造成困擾。

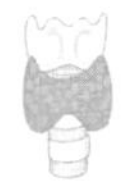

碘 131 治療後的副作用

碘 131 是相對安全的治療方式，但是少數病人在服用後，還是會出現不舒服症狀，通常只要給予症狀治療或者觀察，就可以緩解。不需要過於擔心。

碘 131 治療後注意事項

頸部腫脹疼痛

服用碘 131 後，會讓殘存的甲狀腺組織有點腫脹。手術後如果殘存的甲狀腺組織太多，腫脹感會比較明顯，甚至會有疼痛感。這種情況可以在服用前以及服用後給予一些藥物預防以及治療。

噁心反胃

少數人服用碘 131 後，會感到噁心反胃，但隨著時間會慢慢改善。如果情況造成生活上困擾，可以給予藥物緩解症狀。

唾液腺發炎

唾液腺也會攝取微量的碘 131，有些病人會覺得兩側臉頰的腮腺有腫脹不舒服感。可以透過補充水份、檸檬水或者吃口香糖，促進口水分泌，減少不舒服的症狀。

膀胱發炎

碘 131 主要是經由尿液排出體外，少部份情況下可能導致膀胱發炎。服用藥物後，要攝取足夠水份，加速碘排出並降低膀胱發炎的風險。

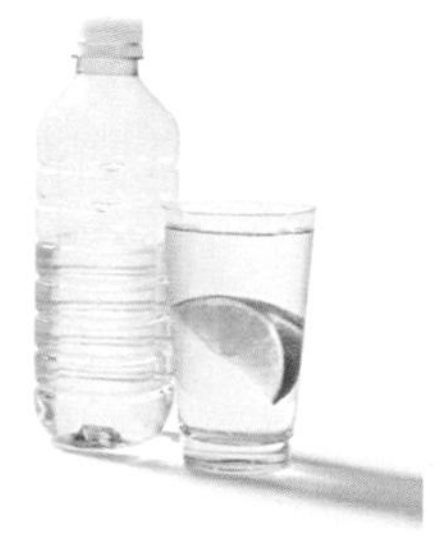

透過補充水份及檸檬水可減少不舒服的症狀。

第六節

有甲狀線結節該怎麼吃？多一「碘」，少一「碘」？

碘是維持人體正常運作不可或缺的重要元素。只有一些特殊情況必須遵守低碘飲食的原則，不然只要甲狀腺功能正常，即使是有甲狀腺結節，都不需要刻意限碘、正常飲食，使用含碘鹽、均衡飲食不過量，確保碘攝取足夠，不用刻意多一碘，少一碘，生活才能健康多一點。

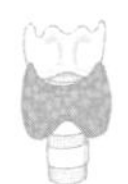

碘對身體的重要性

有甲狀腺結節病人常常問：是不是不能吃含碘食物？許多病人被診斷有結節後，不敢吃海帶、海苔或者紫菜這些含碘量很高的食物。網路上說十字花科的蔬菜不要吃，但是生活中很多食物都含碘，如果都不能吃，那還能吃哪些東西？

如果用無碘鹽，減低碘的攝取，結節會不見嗎？碘對身體顯然很重要，都不吃會不會影響健康？無碘鹽、有碘鹽到底要怎麼選？什麼時候要低碘飲食？到底是要多一碘？還是少一碘？健康才能多一點？

在 1940 年代，甲狀腺腫在台灣是地方性流行病，主要原因是因爲民眾飲食普遍缺碘，碘是製造甲狀腺素重要原料，當原料缺乏體內無法製造足夠甲狀腺素時，身體就會調整成透過把甲狀腺組織變大的方式，希望讓更多的甲狀腺組織製造更多的甲狀腺素，這就是造成大脖子的原因。

政府在 1958 年選擇在流行地區先試行食鹽加碘的政策，追蹤三年發現，學童甲狀腺腫的盛行率從 51.3%降低到 4.1%。所以 1967 年開始在全國全面實施食鹽加碘的政策，追蹤四年後，發現學童甲狀腺腫的盛行率從 21.6% 降低到 4.3%。

從歷史上來看，當初政府透過食鹽加碘的政策，大幅度降低台灣甲狀腺腫的盛行率，到現在台灣幾乎看不到因爲缺碘所導致的甲狀腺腫問題。由此可見，**碘是維持正常人體運作不可或缺的元素之一**。

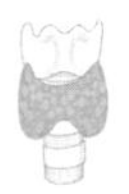

生活中如何攝取碘？

日常用碘鹽，碘攝取不擔心

碘化鉀與碘酸鉀都是衛生福利部核准可以合法添加在食用鹽內的營養添加劑。加碘的食鹽（每公克約可以提供 20 微克的碘），是提供碘最穩定的來源，但是每天攝取鹽總量不要超過 6 公克（約 1 茶匙），攝取過量會導致鈉攝取過多，導致血壓升高。

成人每日需要 140 微克碘（未成年人每日攝取量不需要這麼高，但是懷孕建議到 200 微克，哺乳期要到 250 微克，所以要考慮額外攝取含碘維他命），所以只要選用含碘鹽，並且攝取總量不超過 6

公克，再加上均衡攝取蔬菜、魚、蝦、牛奶、蛋之類含碘的食物，每日碘的攝取就會足夠，幾乎不會發生碘攝取不足或過量的情形。

目前市面上有許多進口鹽，但是國外並不一定像台灣，具有鹽的碘營養強化政策，這些進口鹽可能不含有碘，長期使用，可能會讓碘攝取不足。

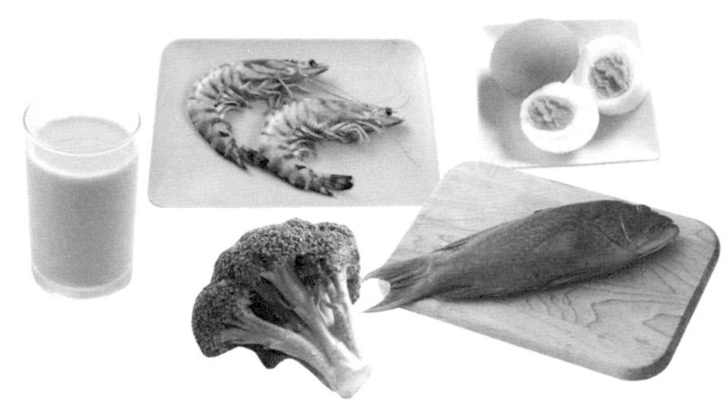

均衡攝取蔬菜、魚、蝦、牛奶、蛋含碘的食物，每日碘的攝取就會足夠。

如何選購含碘鹽？

選購食用鹽之前，包裝上面有下面三種標示，就是含碘鹽。

· 產品名稱為「碘鹽」、「含碘鹽」或「加碘鹽」。

· 產品營養標示具總碘含量。

· 產品成分標示有「碘化鉀」或「碘酸鉀」。

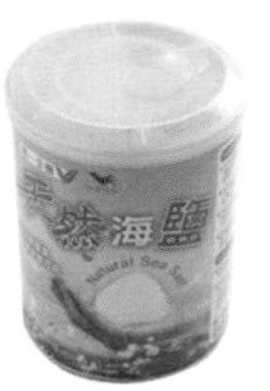

選用含碘的碘鹽也可以攝取碘。

國民健康署建議使用添加碘的食用鹽作為主要碘攝取來源並且搭配蔬菜水果，比較不用擔心會有攝取過量或不足的問題發生。

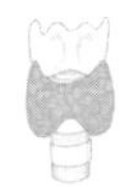

從天然食材中補充碘更好嗎？

不建議將天然食材當作主要碘來源

天然食材中，像是海帶、紫菜、海苔都是含碘非常豐富的食物，其他常見十字花科蔬菜、水果、醃漬物、牛奶中也都含碘，但一般不建議將天然食材當作主要碘來源，而且攝取過多可能會造成體內碘過量的狀況。

天然食材中雖含有碘但不建議當作主要碘來源。

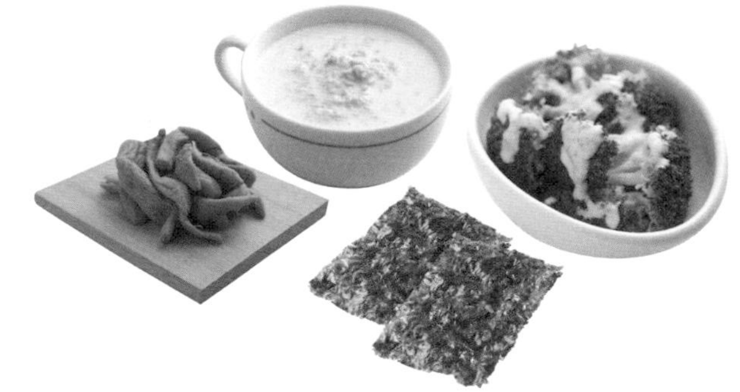

避免食物中碘流失的料理方式

食物中碘含量並不穩定，如果長時間將食物利用煎、煮、炒、炸方式料理，也會讓內含的碘流失，會建議使用清蒸或涼拌等方式。

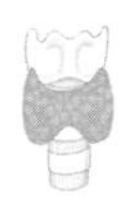

結節患者是否可以食用碘？

只要甲狀腺功能正常，正常均衡飲食，不用刻意多一碘，少一碘。除了少數會製造額外甲狀腺素導致功能異常的熱結節外（請參照冷熱結節章節），大部份甲狀腺結節都不會導致甲狀腺功能亢進或低下。所以飲食上，只要注意均衡飲食，不要過量就可以。

目前許多研究的結論都顯示，當體內碘濃度「不足」或「過多」都比較容易產生甲狀腺相關問題，不管是引起功能異常，結節甚至是癌症。

許多病人一被診斷有結節問題，就不敢再吃海苔海帶等食物，甚至覺得要低碘飲食。其實只要確定功能沒有問題，飲食上只要均衡即可，刻意限碘，反而會讓甲狀腺發生問題。

- 海帶、海苔可以正常吃，不過量就可以。
- 只要功能正常，食用含碘鹽是沒問題的。

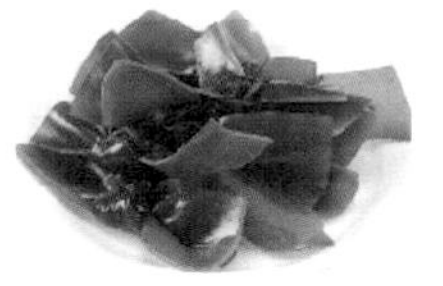

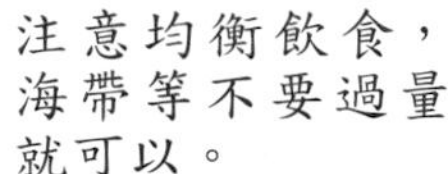
注意均衡飲食，海帶等不要過量就可以。

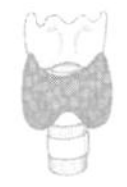

什麼時候需要限碘飲食？

碘 131 是分化型甲狀腺癌重要治療方式之一。**在進行碘 131 掃描或治療前兩周時間**要進行低碘飲食，儘量減低殘存甲狀腺組織或者是癌症攝取碘的機會，這樣給予碘 131 的時候，才可以達到最好的吸收效果。這種情況下就必須嚴格限制碘的攝取。

但通常都是短時間，檢查或治療完後幾乎可以回復到正常飲食，不用刻意限制。

甲狀腺功能亢進是否不可以食用碘？

通常只需避開碘含量較高的食物。

抽血功能有亢進（TSH 低於正常值）且有症狀發生，這個時候建議要限制碘的攝取。最方便的方式，先選用「無碘鹽」作爲平日料理的選擇。在台灣，目前台鹽已經有常規生產無碘鹽，或選用進口無碘鹽，都可以享受平常料理食物的方式。

除非亢進狀況比較嚴重，醫師交代要搭配嚴格的低碘飲食來控制，不然通常只要先避開碘含量較高的食物，像是**海帶、紫菜、海苔，其他只要均衡飲食就好**，不然許多食物都含碘，要完全避開，生活上會有很多困擾。

等到治療後，功能恢復正常，就可以恢復正常飲食，即使要使用含碘鹽，也不會有太大問題，但一樣要注意不要攝取過量碘就好。

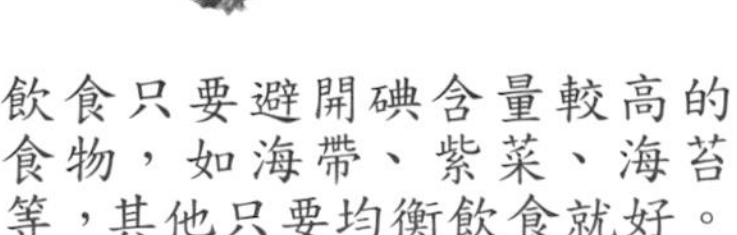

飲食只要避開碘含量較高的食物，如海帶、紫菜、海苔等，其他只要均衡飲食就好。

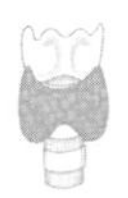

甲狀腺功能低下要多補充碘嗎？

正常飲食就好，不用刻意高碘或低碘飲食。身體長期缺碘會導致甲狀腺功能低下，甚至造成甲狀腺腫。但是當功能低下的時候需要額外補充更多碘，讓功能恢復正常嗎？

目前台灣很少因爲長期缺碘導致功能低下，當發生低下的時候，反而要檢查是什麼原因導致，最常見是自體甲狀腺炎導致的功能低下。這種情況下，製造甲狀腺素的能力已經受到破壞，即使補充碘，也是無法製造足夠的甲狀腺素，反而要直接口服補充甲狀腺素。這種情況下，正常飲食就好，不用刻意高碘或低碘飲食。

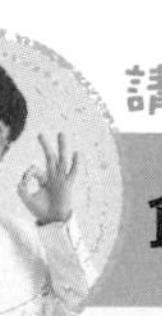

請．教．醫．師

食用不含碘的天然、有機鹽品是否較健康？

自 2002 年台灣加入世界貿易組織（WTO）後，開放食鹽自由進口，食鹽產品種類增多，市面上出現各種訴求天然、有機的鹽品很多是沒有添加碘。

國民健康署「2010 ～ 2013 國民營養健康狀況變遷調查之尿液碘濃度分析計畫」結果發現，台灣 6 歲以上整體碘營養狀況僅達世界衛生組織建議充足標準之下限。目前台灣可以算是碘攝取稍微不足的國家，如果再刻意避開碘的攝取，有可能會導致甲狀腺相關問題產生。國民健康署近年來也不斷呼籲國人要均衡攝取碘，避免體內碘濃度不足的狀況發生。

分化型甲狀腺癌在接受兩側甲狀腺全切除以及碘 131 治療後反應評估

分類	定義	臨床表現
反應良好 (excellent response)	影像上沒看到任何復發病灶 並且 抑制狀態下 [a] 甲狀腺球蛋白 <0.2ng/mL 或刺激後 [b] 甲狀腺球蛋白 <1 ng/mL（必須沒有甲狀腺球蛋白抗體存在）	1 到 4% 機率復發。 <1% 的死亡率。
生化學不完全反應（biochemical incomplete response）	影像上沒看到任何復發病灶 並且 抑制狀態下 [a] 甲狀腺球蛋白 ≧ 1 ng/mL 或刺激後 [b] 甲狀腺球蛋白 ≧ 10ng/mL 或甲狀腺球蛋白抗體逐漸上升	有 30% 在追蹤後都沒有發現有明顯復發。 有 20% 再接受額外治療後，追蹤下來都沒有發現復發問題。有 20% 追縱會被發現有復發病灶。 <1% 的死亡率。
結構上不完全反應 (Structural incomplete response)	影像上還有看到結構上或者是功能上殘存的病灶	儘管有額外治療，50 到 85% 病灶會持續存在。死亡率可以達到 11%。 50% 機會會有遠端轉移。

不確定的反應（indeterminate response）	影像學上的檢查不是完全正常，但也不是典型復發病灶。 碘 131 掃描有輕微吸收。 抑制狀態下[a]甲狀腺球蛋白 < 1ng/mL 或刺激後[b]甲狀腺球蛋白 < 10ng/mL 或甲狀腺球蛋白抗體呈現穩定或者是下降。 沒有看到明顯復發病灶。	15 到 20% 追蹤後可能會有復發病灶。 其他會維持穩定或者有機會改善。 <1% 的死亡率。

a：抑制狀態下指有服用甲狀腺素狀況下所測得的甲狀腺球蛋白濃度。

b：刺激後指停用甲狀腺素的狀況下所測得的甲狀腺球蛋白濃度。

翻譯自 2015 年美國甲狀腺協會指引。

甲狀腺癌治療後復發風險評估

低風險	甲狀腺微小乳突癌，都位在甲狀腺組織內，不管單一顆或多顆，不論是否有基因突變（BRAF V600E）。 乳突癌（並且下列條件都符合）： · 無局部與遠端轉移 · 所有肉眼可見腫瘤都被切除。 · 腫瘤沒有侵犯到局部周邊組織與結構。 · 腫瘤檢查沒有侵襲性較高的細胞型態。 · 第一次治療後碘 131 全身掃描，沒有看到吸收碘 131 的轉移病灶。 · 沒有血管侵犯。 · 臨床上沒有明顯淋巴結轉移或者是小於 5 顆病理上發現有微小淋巴結（小於 0.2 公分）。
中風險	· 顯微鏡下發現腫瘤已經侵犯甲狀腺周邊組織（甲狀腺正常包膜已經被破壞）。 · 第一次治療後碘 131 全身掃描，發現脖子有碘 131 吸收的轉移病灶。 · 腫瘤檢查有侵襲性較高的細胞型態。 · 乳突癌伴隨血管侵犯。 · 臨床上已經發現有明顯淋巴結轉移（不管中心區或外側淋巴結）或者病理上發現大於 5 顆淋巴結轉移但所有轉移淋巴結都小於 3 公分。 · 多發性甲狀腺微小乳突狀癌伴隨甲狀腺外侵犯以及基因突變。

高風險	· 手術前或者手術中發現腫瘤已經明顯侵犯甲狀腺周邊肌肉組織。 · 腫瘤無法完全切除。 · 遠端轉移。 · 術後甲狀腺球蛋白升高，疑似有遠端轉移的跡象。 · 有任何轉移淋巴結大於三公分。

國家圖書館出版品預行編目 (CIP) 資料

甲狀腺結節診治照護完全解析 Q&A！鄭凱倫醫師甲狀腺結節健康大解密 / 鄭凱倫著. -- 初版. -- 臺北市：原水文化，城邦文化事業股份有限公司出版：英屬蓋曼群島商家庭傳媒股份有限公司城邦分公司發行，2021.08

面； 公分

ISBN 978-986-06439-5-4(平裝)

1. 甲狀腺疾病

415.662 110006971

國內第一本

甲狀腺結節診治照護完全解析 Q&A！

鄭凱倫醫師 甲狀腺結節健康大解密

作　　者／鄭凱倫
選　　書／林小鈴
主　　編／陳雯琪

行銷經理／王維君
業務經理／羅越華
總 編 輯／林小鈴
發 行 人／何飛鵬
出　　版／原水文化
城邦文化事業股份有限公司
台北市中山區民生東路二段 141 號 8 樓
電話：(02) 2500-7008　傳真：(02) 2502-7676
E-mail：bwp.service@cite.com.tw
發　　行／英屬蓋曼群島商家庭傳媒股份有限公司城邦分公司
台北市中山區民生東路二段 141 號 11 樓
讀者服務專線：02-2500-7718；02-2500-7719
24 小時傳真服務：02-2500-1900；02-2500-1991
讀者服務信箱 E-mail：service@readingclub.com.tw
劃撥帳號：19863813
戶名：書虫股份有限公司

香港發行所／城邦（香港）出版集團有限公司
香港灣仔駱克道 193 號東超商業中心 1F
電話：(852) 2508-6231　傳真：(852) 2578-9337
E-mail：hkcite@biznetvigator.com
馬新發行所／城邦（馬新）出版集團 Cite(M) Sdn. Bhd. (458372 U)
11, Jalan 30D/146, Desa Tasik,
Sungai Besi, 57000 Kuala Lumpur, Malaysia.
電話：(603) 90563833　傳真：(603) 90562833

封面、版面設計、內頁排版／徐思文
插圖／林敬庭
製版印刷／卡樂彩色製版印刷有限公司
2021 年 08 月 05 日初版 1 刷　　Printed in Taiwan
2024 年 01 月 31 日初版 4 刷
定價 420 元
ISBN 978-986-06439-5-4